Laura Leci Tahiri
Ivo Lovricevic

Apoptose na parede da veia nativa utilizada para acesso à hemodiálise

AF301929

Laura Leci Tahiri
Ivo Lovricevic

Apoptose na parede da veia nativa utilizada para acesso à hemodiálise

ScienciaScripts

Imprint

Any brand names and product names mentioned in this book are subject to trademark, brand or patent protection and are trademarks or registered trademarks of their respective holders. The use of brand names, product names, common names, trade names, product descriptions etc. even without a particular marking in this work is in no way to be construed to mean that such names may be regarded as unrestricted in respect of trademark and brand protection legislation and could thus be used by anyone.

Cover image: www.ingimage.com

This book is a translation from the original published under ISBN 978-620-2-05639-7.

Publisher:
Sciencia Scripts
is a trademark of
Dodo Books Indian Ocean Ltd. and OmniScriptum S.R.L publishing group

120 High Road, East Finchley, London, N2 9ED, United Kingdom
Str. Armeneasca 28/1, office 1, Chisinau MD-2012, Republic of Moldova, Europe
Printed at: see last page
ISBN: 978-620-7-96404-8

Índice:

Laura Leci-Tahiri
Ivo Lovricevic

Apoptose na parede da veia nativa utilizada para acesso à hemodiálise

É sempre um prazer trabalhar num projeto que irá ajudar os outros. Espero que este texto ajude não só os nossos doentes, mas também todos os cirurgiões vasculares e nefrologistas a avançar e a aperfeiçoar as suas técnicas.

Por último, é maravilhoso ter um marido, Afrim, e filhos, Lisa e Lend, que conseguem tolerar longas horas de trabalho em casa, a maior parte das noites e muitos fins-de-semana, à frente da mesma secretária, tendo ainda tempo para desfrutar tanto do nosso trabalho árduo como dos outros prazeres da vida em conjunto.

Laura Leci-Tahiri, médica, doutorada.

Capítulo 1

1. INTRODUÇÃO
1.1. Definição de apoptose

A célula normal está confinada a uma gama bastante estreita de funções e estruturas devido aos seus programas genéticos de metabolismo, diferenciação e especialização; por restrições das células vizinhas; e pela disponibilidade de substratos metabólicos. Geralmente, a homeostase normal dos tecidos é caracterizada por um equilíbrio entre a proliferação e a apoptose. Tensões fisiológicas mais graves e alguns estímulos patológicos podem provocar uma série de adaptações celulares fisiológicas e morfológicas, durante as quais são atingidos novos estados estáveis, mas alterados, preservando a viabilidade da célula e modulando a sua função à medida que responde a esses estímulos. Um aumento seletivo da proliferação conduz à hiperplasia, ou seja, a um aumento do tamanho das células individuais, denominado hipertrofia. Inversamente, a atrofia é uma resposta adaptativa em que se regista uma diminuição do tamanho e da função das células (1-4).

A apoptose é definida como um processo fisiológico ativo e geneticamente controlado de suicídio celular que desempenha uma função importante no desenvolvimento e na homeostasia dos organismos multicelulares. Desde a sua descoberta, a apoptose emergiu como um ponto de controlo molecular na regulação de processos fisiológicos, insultos tóxicos e doenças através da morte celular programada. A apoptose ocorre normalmente durante o desenvolvimento e o envelhecimento e como um mecanismo homeostático para manter as populações celulares nos tecidos. Ocorre também como um mecanismo de defesa, como nas reacções imunitárias ou quando as células são danificadas por doenças ou agentes nocivos (5-7). É um processo altamente regulado e que requer energia, controlado geneticamente e frequentemente desencadeado por sinais endócrinos (4-6). A apoptose é o mecanismo fisiológico essencial para a eliminação selectiva das células. Desempenha um papel integral numa série de eventos biológicos, incluindo a morfogénese, o processo de renovação celular e a remoção de células nocivas (8,9).

O processo foi reconhecido em 1972 por Kerr et al., pela aparência morfológica distintiva de fragmentos ligados à membrana derivados de células, e recebeu o nome da designação grega para "cair" (1,8,10,11).

O desenvolvimento histórico do conceito de morte celular é revisto, com especial atenção para a origem dos termos necrose, necrose de coagulação, autólise, morte celular fisiológica, morte celular programada, cromatólise (o primeiro nome da apoptose em 1914), cariorrexe, cariólise e suicídio celular, que se apresenta sob três formas: por lisossomas, por radicais livres e por um mecanismo genético (apoptose) (1,11,12,13).

O stress ambiental direto e as lesões provocam a morte das células tanto por necrose como por apoptose (14). Embora tanto a necrose como a apoptose resultem em morte celular, diferem em várias caraterísticas morfológicas e de regulação celular. Enquanto a necrose é sempre um processo patológico, a apoptose serve muitas funções normais e não está necessariamente associada a lesão celular. A necrose é caracterizada pela rápida perda da homeostase celular, pelo rápido inchaço resultante da acumulação de água e electrólitos, pela rutura precoce da membrana plasmática e pela rutura dos organelos celulares (Figura 1) (15). Induz uma resposta inflamatória (4-6). As células apoptóticas dividem-se em fragmentos, denominados corpos apoptóticos, que contêm porções do citoplasma e do núcleo (10).

Apesar de enfatizarmos as distinções entre necrose e apoptose, pode haver algumas sobreposições e mecanismos comuns entre essas duas vias. Para além disso, pelo menos alguns tipos de estímulos podem induzir apoptose ou necrose, dependendo da intensidade e duração do estímulo, da rapidez do processo de morte e dos distúrbios bioquímicos induzidos na célula lesada (3,16). Quando os danos nas membranas são graves, ou quando não existem fontes de energia celular, as enzimas lisossómicas entram no citoplasma e digerem a célula, e o conteúdo celular extravasa,

resultando em necrose (3). Alguns estímulos nocivos, especialmente os que danificam o ácido desoxirribonucleico (ADN), induzem outro tipo de morte, a apoptose, que se caracteriza pela dissolução nuclear sem perda completa da integridade da membrana.

Sloviter sugeriu que talvez os termos necrose e apoptose devessem ser redefinidos como "morte celular passiva" e "morte celular ativa" (5,7). O mecanismo pelo qual a apoptose é induzida ganhou recentemente atenção como um possível tratamento para uma variedade de doenças, incluindo a proliferação excessiva de células (17). No entanto, a apoptose está também envolvida numa vasta gama de condições patológicas, incluindo lesões neurológicas agudas, doenças neurodegenerativas, doenças cardiovasculares, doenças imunológicas, síndrome da imunodeficiência adquirida (SIDA) e cancro (18). O processo de apoptose é controlado por vários sinais com origem extracelular ou intracelular. Nas células vivas, as alterações mitocondriais apoptóticas são predominantemente prevenidas por membros anti-apoptóticos do Bcl-2 (9,19). Estima-se que a duração da apoptose seja de 12 a 24 horas, mas em cultura de células as alterações morfológicas visíveis são efectuadas em menos de duas horas (13). O processo está sob controlo genético e pode ser iniciado por um relógio interno ou por agentes extracelulares, tais como hormonas, citocinas, células assassinas e uma variedade de agentes químicos, físicos e virais (6,12,19).

1.1.1. Alterações morfológicas e bioquímicas na apoptose

A apoptose é um tipo de morte celular ativa, geneticamente controlada, com caraterísticas morfológicas e bioquímicas distintas (20,21). Envolve o suicídio celular em resposta a sinais intrínsecos (via mitocondrial) ou a estímulos extrínsecos (via dos receptores de morte), a fim de manter a homeostasia do organismo. Uma vez que os estímulos apoptóticos e necróticos conduzem ambos a danos na mitocôndria, este organelo parece ser um ponto de convergência das vias que medeiam estas formas morfologicamente distintas de morte celular (1,6,19,22).

O processo de morte celular é executado de forma organizada, reflectindo a presença de vias moleculares bem preservadas (23). O processo pode ser dividido em uma **fase de iniciação**, durante a qual algumas caspases se tornam cataliticamente ativas, e uma **fase de execução**, durante a qual outras caspases desencadeiam a degradação de componentes celulares críticos. A fase de iniciação ocorre a partir de duas vias: a via **intrínseca (mitocondrial)** e a via **extrínseca (iniciada pelo recetor de morte)** (1,6,24).

As caraterísticas morfológicas básicas das células apoptóticas e dos corpos apoptóticos foram descritas com base na microscopia ótica clássica de lâminas histológicas coradas com hematoxilina-eosina (HE). A célula apoptótica apresenta-se como uma massa redonda ou oval com citoplasma eosinofílico escuro e fragmentos densos de cromatina nuclear de cor púrpura (1,13,25). A morfologia é caracterizada por:

- **Encolhimento da** célula: a célula é mais pequena em tamanho; o citoplasma é denso, vermelho escuro; e os organelos, embora relativamente normais, estão mais compactados.
- **Condensação da cromatina**: a cromatina agrega-se perifericamente, sob a membrana nuclear, em massas densas de várias formas e tamanhos. A caraterística bioquímica da apoptose é a degradação do ADN em fragmentos nucleares (20). O próprio núcleo pode partir-se, produzindo dois ou mais fragmentos (cariorrexe) (1,23).
- **Formação de bolhas citoplasmáticas e de corpos apoptóticos**: a célula apoptótica começa por apresentar uma bolha superficial extensa e, em seguida, sofre uma fragmentação em corpos apoptóticos ligados à membrana, compostos por citoplasma e organelos bem compactados, com ou sem fragmentos nucleares, rodeados por um "espaço oco" (halo) claro (25).
- **Fagocitose de células apoptóticas ou de corpos celulares, geralmente por macrófagos**: os corpos apoptóticos são rapidamente ingeridos pelos fagócitos e degradados pelas enzimas lisossómicas dos fagócitos (Figura 1) (1,10,15,16,23,24).

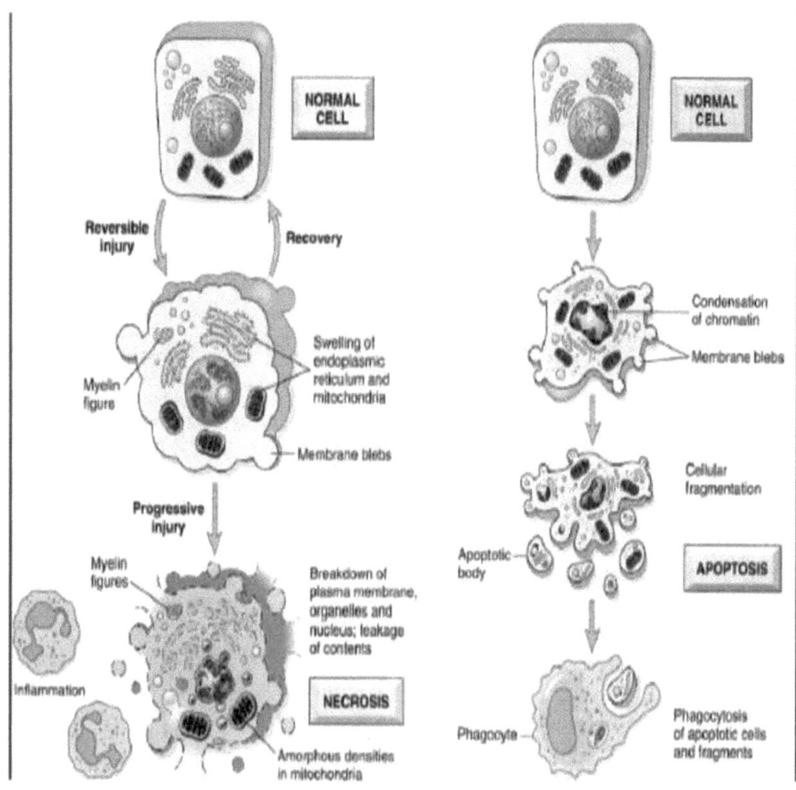

Figura 1. Ilustração esquemática das alterações morfológicas da lesão celular que culminam em necrose ou apoptose, adoptada de Robins e Cotran (15)

Pensa-se que as membranas plasmáticas permanecem intactas durante a apoptose, até às últimas fases, quando se tornam permeáveis aos solutos normalmente retidos (10,13,25).

A quantificação da apoptose deve incluir campos microscópicos suficientes e a identificação do tipo de célula que está a sofrer apoptose (13). Belicza demonstrou que, ao longo de mais de 25 anos de investigação sobre a apoptose, o Grupo de Zagreb para o Estudo da Apoptose (Secção de Apoptose, Departamento de Ciências Médicas Básicas, Academia de Ciências Médicas da Croácia) considerou possível determinar o número de células apoptóticas e de corpos apoptóticos (índice apoptótico) na rotina diária em lâminas histológicas clássicas coradas com HE, através da contagem em 10 campos grandes ao microscópio de luz, seguindo a metodologia de determinação do índice mitótico (25).

1.1.2. Controlo e regulação da apoptose

Atualmente, é possível provar a apoptose de várias formas: a) alterações celulares microscópicas; b) com base na fragmentação do ADN; c) prova da caspase; d) alterações da membrana celular; e) testes mitocondriais (5,7,12).

O processo apoptótico é regulado pela ativação específica de uma família de cisteína proteases intracelulares conhecidas como caspases (cisteína aspartil proteases específicas) induzidas por vários estímulos celulares e externos. São reconhecidas duas vias de regulação. A via intrínseca (via mitocondrial ou tipo I) é regulada por proteínas promotoras da apoptose (como a Bax ou a Bcl2) e envolve caspases específicas (especialmente a caspase 9) juntamente com a participação da mitocôndria. A via extrínseca (via trans-membranar ou tipo II) é regulada por proteínas como a Fas, as proteínas da família dos receptores do fator de necrose tumoral (TNF-R) e envolve caspases específicas (especialmente a caspase 8) que ligam a ligação do ligando à superfície celular à indução da apoptose (1,3,21,26).

A família **Bcl-2** é a família de proteínas mais bem caracterizada envolvida na regulação da morte celular apoptótica, consistindo em membros anti-apoptóticos e pró-apoptóticos. A família de genes Bcl-2 é constituída por mais de 15 membros (14,18). Krijnen et al. estudaram a expressão de duas destas proteínas reguladoras, Bcl-2 e Bax, no coração de doentes que morreram de enfarte agudo do miocárdio (3,5,18). Não foi encontrada nenhuma Bcl-2 na própria área infartada (5). Os membros anti-apoptóticos desta família, como o Bcl-2 e o Bcl-XL, previnem a apoptose, quer sequestrando as formas de cisteína proteases que provocam a morte, denominadas caspases (um complexo denominado apoptossoma), quer impedindo a libertação de factores apoptogénicos mitocondriais, como o citocromo c e o fator indutor de apoptose (AIF), para o citoplasma. Depois de entrarem no citoplasma, o citocromo c e o AIF activam diretamente as caspases que clivam um conjunto de proteínas celulares para provocar alterações apoptóticas. Em contrapartida, os membros pró-apoptóticos desta família, como a Bax e a Bak, desencadeiam a libertação de caspases dos antagonistas da morte através da heterodimerização e também induzindo a libertação de factores apoptogénicos mitocondriais para o citoplasma através da atuação no poro de transição da permeabilidade mitocondrial, levando assim à ativação das caspases (8,9,14).

A Bcl-2 é uma proteína da membrana mitocondrial que protege contra uma grande variedade de estímulos que induzem a apoptose. Os membros da família Bcl-2 podem homodimerizar-se ou heterodimerizar-se com outros membros da família, como as proteínas pró-apoptóticas Bax, e o equilíbrio da expressão entre os membros da família pode predispor ou proteger contra a apoptose. A Bcl-2 e a Bax são proteínas homólogas que têm efeitos opostos na vida e na morte celular, servindo a Bcl-2 para prolongar a sobrevivência celular e a Bax para acelerar a apoptose. A Bax é um membro da família Bcl-2 e, quando sobreexpressa, acelera a apoptose (5,9,27).

Nos últimos anos, foi bem estabelecido que o Bcl-2 previne a maioria das formas de morte celular apoptótica, bem como certas formas de morte celular necrótica. Um grande número de proteínas relacionadas com o Bcl-2 foi isolado e dividido em três categorias:

1. Membros antiapoptóticos como Bcl-2, Bcl-xL, Bcl-w, Mcl-1, Al (B£-l) e Boo, todos eles exercem uma atividade anti-morte celular e partilham homologia de sequência, particularmente em quatro regiões, a homologia Bcl-2 (BH) 1 a BH4, embora alguns membros não tenham um domínio BH4 aparente.

2. Membros pró-apoptóticos, como Bax, Bak, Bad, Mtd (Bok), Diva, que partilham homologia de sequência em BH1, BH2 e BH3, mas não em BH4, embora tenha sido observada uma homologia significativa em BH4 em alguns membros.

3. BH3-only proteins", as proteínas pró-apoptóticas que incluem Bik, Bid, Bim, Hrk (DP5), Blk e Bnip3, Bnip3L, e partilham homologia de sequência apenas em BH3 (9).

As proteínas da família Bcl-2, juntamente com as mitocôndrias, o citocromo c e as caspases, foram identificadas, entre outros, como componentes essenciais das vias de sinalização apoptótica intracelular (14,18).

A proteína **p53** acumula-se nas células quando o ADN é danificado e interrompe o ciclo celular para permitir a sua reparação. No entanto, se os danos forem demasiado grandes para serem reparados com êxito, a p53 desencadeia a apoptose (24). A p53 foi designada "guardiã celular" por Levine em 1997, ou "guardiã do genoma" por Lane em 1992, devido ao seu papel central na coordenação das respostas celulares a uma vasta gama de factores de stress celular (28). A proteína p53 é expressa por todas as células normais, mas a sua meia-vida é tão curta (6 a 30 minutos) que não se acumula em níveis suficientemente elevados para ser detectada por técnicas imuno-histoquímicas normais (29-31). Em contrapartida, a proteína p53 mutante tem uma semi-vida prolongada, acumula-se e é facilmente detetável no núcleo da célula. As alterações são extremamente comuns no cancro humano (32). A inativação do gene supressor de tumores p53 ocorre em mais de metade de todos os tumores humanos, o que implica que a perda deste gene

A apoptose relacionada com o p53 é um dos mecanismos reguladores da homeostase da parede venosa. Durante o desenvolvimento das veias varicosas, a sua ativação ocorre nas fases iniciais da doença (30,33).

As caspases são cisteína proteases divididas funcionalmente em dois grupos: iniciadoras (caspase 8, caspase 9) e executoras (caspase 3, caspase 6, caspase 7), dependendo da ordem pela qual são activadas durante a apoptose. Em geral, as caspases constituem um passo fundamental no processo de apoptose e servem como executores centrais da apoptose (3,5,19,34). Embora existam pelo menos 14 caspases nos seres humanos, apenas um subconjunto destas enzimas é ativado proteoliticamente de forma detetável por vários estímulos de morte distintos em diferentes tipos de células (35). A fase de execução da apoptose é mediada por uma via dependente da caspase 3 (10). As caspases são mediadores cruciais da morte celular programada (apoptose) (6,35).

A importância da apoptose tem sido estudada principalmente através do ensaio TUNEL (terminal deoxynucleotidyl transferase (TdT)-labeled dUTP nick labeling), um método descrito por Gavrieli et al. O método TUNEL detecta quebras de cadeia de ADN em secções de tecido e permite a quantificação e localização de células apoptóticas por microscopia ótica, mas é insuficiente para distinguir os diferentes tipos de morte celular (7,13,14,20).

1.2. Apoptose nos vasos

A formação de novos vasos sanguíneos é uma parte essencial de muitos processos fisiológicos e patológicos, incluindo a embriogénese, a cicatrização de feridas, a formação de fornecimento de sangue a tumores ou a tecido isquémico. A remodelação de um vaso descreve um aumento e uma diminuição do tamanho do seu lúmen, acompanhado de alterações na área e nos componentes da parede do vaso. Um dos factores que influenciam o desenvolvimento e a remodelação da parede vascular é a morte celular programada, que regula a massa do tecido e a sua arquitetura. Vários estudos demonstraram a morte celular programada em vasos que se remodelam no período pós-natal, como resultado de um equilíbrio entre apoptose e proliferação celular (11,30,36).

As células musculares lisas vasculares podem desempenhar funções contrácteis e sintéticas, que estão associadas e são caracterizadas por alterações na morfologia, nas taxas de proliferação e migração e na expressão de diferentes proteínas marcadoras. Devido à diversidade entre as células musculares lisas, os vasos sanguíneos atingem a flexibilidade necessária para atuar eficientemente em diferentes condições fisiológicas e patológicas (11,36,37). A apoptose tem sido detectada em lesões ateroscleróticas de artérias coronárias nativas, espécimes de enxertos venosos, especialmente em lesões reestenóticas com alto índice apoptótico próximo a 70%, veias varicosas e outras alterações (2,14,38). A morte celular ocorre tanto em contextos fisiológicos quanto patológicos no sistema cardiovascular. A morte celular fisiológica é responsável pela escultura e remodelação do coração e dos vasos sanguíneos em resposta às mudanças nas necessidades dos tecidos que eles suprem (11,39).

1.2.1. Apoptose na doença aterosclerótica

A aterosclerose, principal causa de enfarte do miocárdio, de acidente vascular cerebral e de gangrena das extremidades, é responsável por mais de metade da mortalidade na Europa. As lesões resultam de uma resposta inflamatória-fibroproliferativa excessiva a várias formas de insulto ao endotélio e ao músculo liso da parede da artéria (40). A observação de que a morte celular ocorre na aterosclerose já tinha sido feita por Virchow em 1858 (11).

A camada intermédia da parede de um vaso saudável, a túnica média, contém uma população abundante de células musculares lisas vasculares. Durante a aterosclerose, as lipoproteínas e as células acumulam-se na túnica íntima, que é a camada mais interna que separa a camada média do lúmen (41). Estudos efectuados em artérias renais, coronárias e carótidas humanas mostraram um aumento da apoptose e um aumento do número de promotores da via intrínseca, incluindo o promotor apoptótico Bax (26). As lesões ateroscleróticas são caracterizadas por regiões que apresentam uma proliferação excessiva do tecido íntimo, que se altera com a morte do tecido (4). Como principais componentes celulares dos vasos sanguíneos, as células endoteliais (CE) e as células musculares lisas (SMC) desempenham papéis centrais na biologia e patologia vasculares. As células endoteliais vasculares estão continuamente expostas a uma série de forças hemodinâmicas, que têm um grande impacto na sua estrutura e função celular. A morte apoptótica das células musculares lisas pode desempenhar um papel importante na rutura da aorta e da placa. A indução maciça de apoptose de CE em artérias manipuladas pode induzir a formação de trombos com aparência semelhante a vasos corroídos, o que sugere que a apoptose de CE pode desencadear trombose (2,10,11,38,39).

Foi sugerido que a apoptose contribui para a patogénese da aterosclerose e para a síndrome da placa instável. As variações no fluxo sanguíneo desempenham um papel importante no crescimento ou regressão dos vasos e no desenvolvimento da aterosclerose (11,42). Bartels et al. mostraram altas taxas de apoptose de SMC em lesões ateroscleróticas (42). Assim, seria de esperar que a perda de células musculares lisas vasculares (VSMC) por apoptose enfraquecesse a capa e predispusesse à rutura (11,39).

A apoptose tem sido observada de forma menos consistente na placa aterosclerótica primária do que em amostras restenóticas. Foi encontrada com mais frequência na reestenose do que nas lesões vasculares humanas primárias, porque as lesões reestenóticas são mais proliferativas do que as lesões primárias (43).

No seu estudo, Kovacevic et al. concluíram que é necessário um tratamento médico que reduza a inflamação e a proteólise na parede da aorta e que apoie a recuperação das CMLV, para reduzir a expansão do aneurisma e prevenir a rutura (38). Mallat et al. acreditam que as estratégias que visam a

a inibição da apoptose pode limitar a erosão da placa, a trombose e a progressão (11).

1.2.2. Apoptose nas veias

As SMC, fazendo parte das unidades contrácteis locais, são responsáveis pela manutenção ativa do tónus venoso (11,30,31). Os enxertos de veias autólogas são um procedimento comum para a reconstrução vascular, mas a sua taxa de patência é limitada devido à hiperplasia neointimal (HNI) que se desenvolve rapidamente em veias sujeitas a pressão arterial. A principal causa de falha do enxerto é a estenose obliterativa do vaso devido ao espessamento proliferativo da íntima. Uma caraterística marcante das lesões neointimais é a migração/proliferação de SMC e a deposição de matriz extracelular (44). Mayr et al. demonstraram que um dos eventos iniciais após o enxerto de veias em artérias era a apoptose de SMC, seguida de infiltração de células mononucleares e proliferação de SMC (31,44-47).

Filis et al. avaliaram uma série de mediadores que regulam a via apoptótica e a proliferação celular em amostras cirúrgicas humanas de veias varicosas e veias saudáveis dos membros inferiores. Mostraram que a desregulação apoptótica está presente nas veias varicosas primárias. As expressões de Bax, caspase 3, Bcl-xs e Ki-67 estavam aumentadas nas veias safenas magnas de doentes com varizes primárias. Não foi possível detetar a expressão de Bcl-2 nos seus espécimes (48). Bujan et al. demonstraram um aumento da atividade apoptótica nos meios das veias varicosas. As paredes de amostras de veias de controlo saudáveis adquiriram um aspeto mais colagenoso e papilomatoso com a idade (49).

No seu estudo sobre a apoptose nas veias varicosas primárias, Urbanek et al. documentaram um aumento do diâmetro das SMC, a presença de vacúolos intracelulares, a rutura das fibras da rede elástica contendo SMC secretoras hipertróficas e a acumulação de matriz extracelular (15,30,31,46). Simovart et al. encontraram uma tendência para o aumento do número de células apoptóticas nas paredes das veias varicosas com o avançar da idade. O próprio avanço da idade pode ser um fator que sensibiliza as células para a apoptose (50,51).

1.3. Insuficiência renal crónica: etiologia e patogénese

A insuficiência renal aguda é uma perda súbita da função renal. A lesão renal pode ser reversível se for causada por uma lesão grave provocada por choque, traumatismo, acidente, medicação ou obstrução.

A doença renal crónica é uma perda progressiva da função renal ao longo de um período de meses ou anos. Nos Estados Unidos, os dados mais recentes sugerem que 27 milhões de pessoas têm doença renal crónica, o que representa quase um em cada sete adultos e um aumento de 30% na última década. Esta doença aumenta drasticamente com a idade e está também associada à obesidade e à diabetes. Muitos doentes com insuficiência renal iminente consultam regularmente o seu médico de família ou um nefrologista. Os sintomas podem incluir: falta de apetite, vómitos, dores ósseas, dores de cabeça, insónias, comichão, pele seca, fadiga com atividade ligeira, cãibras musculares, débito urinário elevado ou ausência de débito urinário, infecções recorrentes do trato urinário, pele pálida, mau hálito, sabor metálico na boca, irritabilidade, inchaço dos tecidos. As intervenções, como a manutenção de um controlo ótimo da pressão arterial, podem atrasar ou parar o desenvolvimento da doença renal progressiva (52-57).

A terapia para a doença renal em fase terminal evoluiu nos últimos 50 anos, de modo que estão disponíveis três tratamentos principais: 1) hemodiálise, normalmente realizada num centro de diálise, mas também realizada em casa; 2) diálise peritoneal automatizada, normalmente diálise peritoneal crónica ambulatória ou diálise peritoneal crónica em ciclo; e 3) transplante renal de um dador vivo, não vivo ou cadáver (53,58).

1.4. Apoptose e doença renal em fase terminal

A apoptose promove a perda de células epiteliais renais que caracteriza as doenças renais agudas e crónicas. Exemplos disso são a podocitopenia e a perda de células tubulares na lesão renal aguda e na atrofia tubular crónica (3). O aumento da apoptose é caraterístico da doença renal crónica (59).

Os doentes com doença renal em fase terminal (ESRD) em hemodiálise (HD) caracterizam-se por um estado inflamatório crónico que inclui a produção aberrante e crónica de citocinas inflamatórias como a interleucina (IL)-6 (60). É mais provável que apresentem apoptose espontânea (61,62).

Foi sugerido que a presença sistémica de proteínas urémicas e o próprio procedimento de diálise podem promover a ativação das células imunitárias e, consequentemente, a inflamação (60,63,64). A célula mononuclear reconhece a membrana de hemodiálise como um elemento estranho e, assim, de acordo com o conceito imunológico, ativa-se para produzir uma resposta celular específica. Estas células são mais susceptíveis de morrer por apoptose. Esta apoptose está diretamente relacionada com o grau de biocompatibilidade da membrana de diálise (61,62). Em pacientes em hemodiálise, não está claro se o aumento da apoptose dos neutrófilos é devido à uremia ou à própria HD. Estudos anteriores sugeriram que, embora a HD gere fatores pró-apoptóticos, o procedimento causa apenas um sequestro transitório de neutrófilos potencialmente apoptóticos (64,65).

1.5. Anatomia venosa do membro superior

A fisiologia das veias é mais complexa do que a fisiologia das artérias. As veias diferem das artérias em vários aspectos: têm paredes mais finas, são colapsáveis, contêm válvulas que estão orientadas para assegurar um fluxo unidirecional. As veias têm um diâmetro maior do que o das artérias que as acompanham e na periferia são normalmente duplicadas (57,66-68).

- **Veias superficiais**

As principais veias superficiais do membro superior são as veias cefálica e basílica. Como o seu nome indica, estão localizadas no tecido subcutâneo do membro superior.

A veia basílica origina-se da rede venosa dorsal da mão. Ascende pela face medial do membro superior. Na borda do redondo maior, a veia penetra profundamente no braço. Aqui, combina-se com as veias braquiais para formar a veia axilar (Figura 2) (69).

A veia cefálica origina-se da rede venosa dorsal da mão. Ela sobe pela face ântero-lateral do membro superior, passando anteriormente ao cotovelo. No ombro, a veia cefálica passa entre os músculos deltoide e peitoral maior (conhecido como sulco deltopeitoral) e entra na região da axila através do triângulo clavipectoral. No interior da axila, a veia cefálica termina por se juntar à veia axilar.

No cotovelo, as veias cefálica e basílica estão ligadas pela veia cubital mediana (66-69).

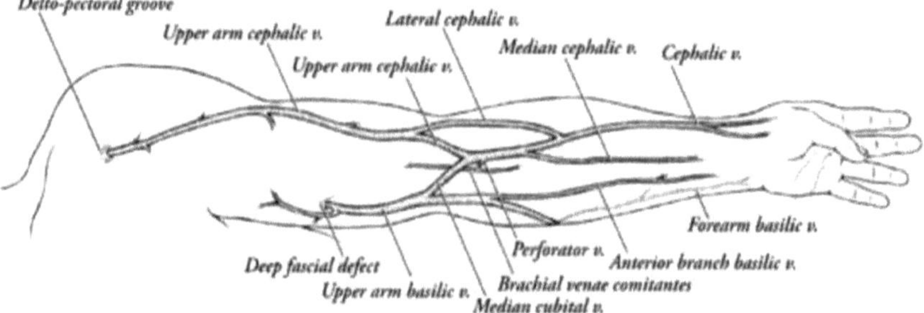

Figura 2. Anatomia venosa no membro superior adoptada de Shenoy (69)

- **Veias profundas**

As veias profundas do membro superior estão situadas por baixo da fáscia profunda. São veias emparelhadas que acompanham e se encontram de cada lado de uma artéria. As veias braquiais são as maiores em tamanho e situam-se de cada lado da artéria braquial. As pulsações da artéria braquial ajudam o retorno venoso. As veias estruturadas desta forma são conhecidas como veias comitantes (67-73).

As veias perfurantes correm entre as veias profundas e superficiais do membro superior, ligando os dois sistemas. As veias dos membros inferiores diferem das veias dos membros superiores, mas também as veias condutoras profundas diferem das veias superficiais em termos de anatomia, histologia e função.

Ao contrário das veias da barriga da perna, as veias superficiais do antebraço têm um papel importante na termorregulação (22,57,66,68,69,71,72,74,75).

1.6. Camadas da parede da veia

A túnica íntima é a camada interna da veia e é constituída por um revestimento endotelial liso e elástico. Esta superfície tem várias funções diferentes, uma das quais são as suas propriedades imunológicas que a levam a reconhecer corpos estranhos dentro da veia. A lesão do revestimento endotelial pode ser de natureza mecânica, química ou bacteriana.

A túnica média da parede da veia é constituída por tecido muscular e elástico. Esta camada é espessa e constitui a maior parte da veia. As células musculares lisas e a matriz extracelular associada são o principal componente estrutural da parede dos vasos, tanto nas artérias como nas veias. Existem nos meios das artérias e das veias, delimitados pelas lâminas elásticas interna e externa. A camada média exterior é descrita como circular e a interior como longitudinal, reflectindo a orientação das células (74). As fibras nervosas que controlam a vasoconstrição e a vasodilatação e que mantêm o tónus muscular também se encontram na túnica média.

A adventícia é a camada exterior da veia e é constituída por tecido conjuntivo. Fornece apoio e proteção à veia.

Como principais componentes celulares dos vasos sanguíneos, as CE e as SMC desempenham papéis centrais na biologia e patologia vasculares (74,76).

1.7. Punção venosa

A punção venosa é a prática de obter acesso intravenoso. Pode ser para terapia intravenosa ou para obter uma amostra de sangue. O principal local para a punção venosa é a veia cubital mediana. Trata-se de uma veia superficial que se situa anteriormente ao cotovelo. É habitualmente utilizada devido à sua posição acessível e superficial. Os locais de punção intravenosa nas extremidades devem ser escolhidos da parte mais distal para a proximal. A punção venosa deve ser evitada nas zonas de flexão e extensão (56,7779). A punção de uma veia deixa uma cicatriz. Quando se cria uma fístula, estas cicatrizes interferem com a dilatação e a remodelação harmoniosas, provocam um fluxo turbulento e predispõem à estenose (80-84). As veias de ambos os braços, e não apenas do braço dominante, devem permanecer intactas. É importante instruir o doente atempadamente e motivá-lo para que as veias do antebraço sejam preservadas (78,85). Para a punção venosa, as veias do dorso da mão devem ser utilizadas como alternativa. Complicações na punção venosa podem tornar as veias potencialmente disponíveis para acesso vascular inadequadas para a construção de uma fístula primária (55,80,81). Como o paciente que necessita de hemodiálise renal geralmente é submetido a um período de tratamento intensivo que requer terapia intravenosa prolongada, os locais prontamente disponíveis logo se esgotam. Portanto, a seleção do local e do tipo de derivação ou fístula a ser realizada é tão importante quanto a técnica de realização da operação (55,56,57,77,80,81,82,86).

1.8. Hemodiálise

A hemodiálise é um tratamento que salva vidas, utilizado para limpar o sangue de produtos residuais e fluidos extra. A insuficiência renal crónica é uma doença comum com manifestações potencialmente fatais que podem ser controladas com o recurso à hemodiálise (78,82,87).

O primeiro relato clínico de hemodiálise é atribuído a Wilhelm Kolph. Utilizando a hemodiálise, ele tratou um paciente com insuficiência renal aguda em 1944. A diálise foi eficaz no controlo da azotemia. O seu doente morreu após 12 tratamentos de hemodiálise (53,57,66,88).

O número de doentes com doença renal em fase terminal (ESRD) que necessitam de hemodiálise de manutenção aumentou acentuadamente nas últimas duas décadas. São cerca de 300 000 nos Estados Unidos e mais de 25 000 na Turquia (89,90). Grandes estudos clínicos demonstraram que a taxa de mortalidade dos doentes submetidos a HD é acentuadamente elevada (60). Estas taxas são impressionantes: por exemplo, uma pessoa de 30 anos com ESRD tem a esperança de vida de uma pessoa de 80 anos com a função renal normal (91).

O acesso ao sangue contido no sistema vascular era o sonho do médico antigo. As técnicas de sangria por incisão, sanguessugas e outras eram reconhecidas como tendo benefícios terapêuticos e o conceito de limpar o sangue e devolvê-lo ao corpo perdura desde quase o início dos tempos registados. O acesso às veias era obtido inicialmente com a utilização de uma pena e, posteriormente, com vários tipos de agulhas. Estes mesmos métodos foram depois aplicados à circulação arterial. No entanto, as punções arteriais e venosas repetidas consumiram rapidamente os locais facilmente disponíveis. Inicialmente, as operações de acesso eram utilizadas para uma variedade de doenças. Estas incluíam discrasias sanguíneas, quimioterapia e, ocasionalmente, hiperalimentação crónica. Com o desenvolvimento de cateteres de silastic especificamente concebidos, estas indicações são agora raramente válidas, e estes procedimentos são, em geral, limitados ao tratamento da insuficiência renal (53,57,58,63,92,93).

Uma vez que o funcionamento adequado do acesso vascular é da maior importância para o doente com insuficiência renal, o cirurgião deve considerar muitos factores na escolha dos procedimentos operatórios. Estes incluem a idade e o sexo do doente, o intervalo entre a colocação do acesso e a utilização planeada, e a anestesia necessária para construir o acesso escolhido. A decisão de dialisar é frequentemente adiada até que a situação se torne urgente. Cada operação de derivação ou fístula deve ser planeada cuidadosamente, uma vez que estes doentes com insuficiência renal crónica necessitarão de uma terapêutica para toda a vida (53,58,88,94).

Para o acesso de hemodiálise de emergência, são preferíveis os cateteres da veia femoral, que podem ser mantidos no local até 48 horas. As veias femorais podem ser utilizadas repetidamente durante várias semanas. Se for necessário um acesso mais longo, embora temporário, são utilizados cateteres de duplo lúmen, colocados por via percutânea na veia subclávia. Isto permite que o doente se desloque em ambulatório e o cateter tem sido bem tolerado pelos doentes tratados desta forma. Os cateteres são facilmente colocados sob anestesia local e podem e devem ser utilizados imediatamente após a colocação (56,57,66).

1.8.1. Acesso vascular para hemodiálise

Um acesso vascular é um acesso criado por uma ligação entre uma artéria e uma veia, ou uma ligação entre uma artéria e uma veia com enxerto, em que a veia ou o enxerto serve como uma conduta acessível para remover e devolver o sangue durante a hemodiálise (8, NIH Publication No.144554 May 2014).

Os doentes com insuficiência renal em fase terminal que necessitam de hemodiálise a longo prazo precisam de um acesso vascular duradouro (57,95,96).

Mais de 60% de todos os doentes com ESRD que necessitam de hemodiálise crónica têm acesso através de uma fístula arteriovenosa (AVF) ou de um enxerto arteriovenoso (AVG), e a incidência está a aumentar a uma taxa de 2% a 4% por ano. O objetivo do acesso vascular crónico é proporcionar um acesso repetido à circulação com o mínimo de complicações (88,89).

Um bom acesso vascular deve ser fácil de preparar, duradouro, livre de complicações, e esteticamente aceitável e económico (58,97).

Com o número crescente de doentes em hemodiálise crónica, a cirurgia relacionada com o acesso constitui uma parte significativa da prática cirúrgica vascular (95). A realização de um procedimento de hemodiálise bem sucedido requer um acesso vascular funcional (98,99). Ferrari et al. definiram o acesso vascular para diálise como o "calcanhar de Aquiles", mas também a "Cinderela" da diálise, indicando a má consideração do problema quer no ambiente cirúrgico, quer de forma incompreensível no nefrológico (97,100).

As fístulas arteriovenosas requerem menos intervenções do que os enxertos para manter a permeabilidade a longo prazo para diálise. Por este motivo, as diretrizes da Iniciativa de Qualidade dos Resultados da Diálise da National Kidney Foundation recomendam a colocação de fístulas em vez de enxertos sempre que a anatomia vascular o permita (96,99,101,102).

As três principais formas de acesso vascular crónico para hemodiálise são as fístulas arteriovenosas nativas, os enxertos sintéticos arteriovenosos e os cateteres de duplo lúmen com túnel e cuff. Os dois primeiros tipos são condutos entre a artéria e a veia, que proporcionam um fluxo rápido de sangue (103). Destes, a FAV é o que mais se aproxima de ser um acesso vascular ideal para hemodiálise a longo prazo (55,58,80,101).

A gestão do acesso vascular deve prever uma estreita colaboração entre nefrologistas, enfermeiros, doentes, cirurgiões vasculares e radiologistas (100).

1.8.1.1. Acesso agudo para hemodiálise

A utilização de cateteres de diálise temporários e permanentes para acesso vascular de hemodiálise tem vindo a aumentar continuamente (93). Em alguns pacientes, o único acesso para hemodiálise é possível através de um cateter de veia central. O primeiro cateter foi introduzido por Sheldon em 1961 (96).

- **Cateteres percutâneos não tunelizados** destinados a acesso temporário
- **Cateteres tunelizados com duplo lúmen (cateter venoso central tunelizado)** destinados a utilização prolongada

A utilização de cateteres com *ou* sem cuff é indicada se estiverem equipados com um cuff subcutâneo para promover o crescimento do tecido e uma maior fixação do cateter (85). A utilização de um cateter sem balonete por períodos de tempo superiores a várias semanas resulta numa taxa relativamente elevada de infeção e não é recomendada. Os cuffs de dacron ou de feltro ligados ao cateter reduzem a incidência de infeção relacionada com a linha e de migração do cateter e devem ser utilizados sempre que se preveja uma utilização a longo prazo do cateter, ou quando se preveja que um doente tenha alta hospitalar com um cateter ainda colocado (53,79,96).

O lado de inserção ideal é a veia jugular interna direita. O local da subclávia deve ser geralmente evitado porque está associado a uma maior incidência de complicações relacionadas com a inserção. O cateterismo da veia femoral é uma boa escolha quando se espera que a necessidade de hemodiálise seja curta (<1 semana). É útil para realizar o tratamento inicial de hemodiálise em pacientes que apresentam edema pulmonar agudo, pois a cabeça e o tórax do paciente podem ser elevados durante a inserção (66,79,92).

Todos os cateteres têm de ser inseridos em doentes hospitalizados e acamados.

Nos últimos anos, a utilização de cateteres venosos centrais (CVC) tunelizados tem crescido exponencialmente. No entanto, a sua utilização nem sempre se justifica. Em comparação com os enxertos, os CVC têm várias desvantagens, incluindo complicações relacionadas com a inserção, possível mau funcionamento, risco de infecções e trombose, mas sobretudo um elevado risco de esteno-oclusão das veias centrais (104,105). Estes devem ser evitados a todo o custo, exceto como medida temporária ou quando a esperança de vida do doente é curta. Infelizmente, muitas vezes é difícil de realizar a nível clínico porque é a forma mais conveniente de obter acesso imediato para diálise (53,98). Cifarelli et al. na sua experiência, consideram algumas condições em que a utilização do CVC é uma prioridade, nomeadamente em doentes com cardiopatia grave e fração de ejeção reduzida, nos quais a sobrecarga de volume causada por um acesso de enxerto aumenta o risco de insuficiência cardíaca; em doentes pediátricos com peso inferior a 20 kg, nos quais um acesso vascular de enxerto pode causar dificuldades notáveis, ou mesmo insuperáveis, de construção e gestão, bem como implicações psicológicas negativas para o pequeno doente; em doentes muito idosos, em más condições clínicas, com uma esperança de vida curta ou que sofrem de cancro, nos quais um CVC pode ser utilizado também para a infusão de fármacos quimioterapêuticos; e em doentes com arteriopatia periférica, nos quais a alternativa é um enxerto num membro inferior, devido ao elevado risco de isquemia (88,93,99,104).

As complicações que ocorrem no momento da inserção do cateter são secundárias à inexperiência, pneumotórax, lesão arterial/venosa, lesão do plexo braquial/nervo frénico, complicações cardiopulmonares, falha mecânica, trombose e infeção. Claramente, estes problemas podem ser evitados quando a fístula é construída atempadamente em doentes em pré-diálise, para que esteja pronta a ser utilizada antes da necessidade de diálise de manutenção (53,55,57,66,78,105).

Quer se discutam os benefícios da "Fístula Primeiro" ou do "Cateter por Último", o facto de os clínicos necessitarem de uma alternativa ao politetrafluoroetileno expandido (ePTFE) é irrefutável. Embora a maior parte deste esforço se tenha centrado historicamente no desenvolvimento de novos biomateriais sintéticos, mais recentemente, os investigadores desenvolveram uma variedade de estratégias baseadas em células para criar enxertos vasculares com engenharia de tecidos (82,99,106,107).

Todos os doentes devem ser submetidos a uma radiografia ao tórax após a colocação de um cateter central.

1.8.1.2. Acesso de hemodiálise crónica

1.8.1.2.1. Fístulas arteriovenosas

Em 1966, Brescia e colegas descreveram uma técnica para criar uma fístula arteriovenosa baseada na artéria radial e em qualquer veia do antebraço disponível. Ainda hoje, quarenta anos mais tarde, "a fístula radiocefálica de Cimino-Brescia... continua a ser indiscutivelmente a melhor forma disponível de acesso vascular para hemodiálise, devido à sua inigualável taxa de patência a longo prazo e complicações mínimas" (84,96,105,108).

O artigo pioneiro de Brescia e Cimino em 1966 revolucionou a criação do acesso vascular, e a fístula de Cimino foi logo utilizada em quase todos os pacientes em diálise (55,80,96,109). O cirurgião geralmente coloca uma fístula AV no antebraço ou na parte superior do braço (Figura 3) (69). Uma fístula arteriovenosa é a forma mais preferida, uma vez que é essencialmente livre de infeção, proporciona um elevado fluxo sanguíneo, dura mais tempo do que outros tipos de acesso e é a menos suscetível de coagular (53,55,78,84,101,105).

Recomenda-se o mapeamento vascular sonográfico pré-operatório de rotina antes de cada cirurgia de acesso para ajudar o cirurgião a determinar a localização ideal para a criação da fístula (55,58,71,72,78, 102).

Embora existam várias técnicas de anastomose, a anastomose lado a lado tornou-se, merecidamente, a técnica mais utilizada. É absolutamente indicada quando a artéria e a veia estão muito afastadas e devem ser aproximadas para criar uma anastomose. Como vantagem adicional, uma trombose venosa afectará apenas o membro venoso, caso venha a ocorrer. Se a fístula tiver de ser revista, é fácil criar uma anastomose num local mais próximo. Como o número de locais de acesso vascular é limitado, a preservação de cada local pelo maior tempo possível é importante para o tratamento a longo prazo desses pacientes (55,78,80,84,88,96,105).

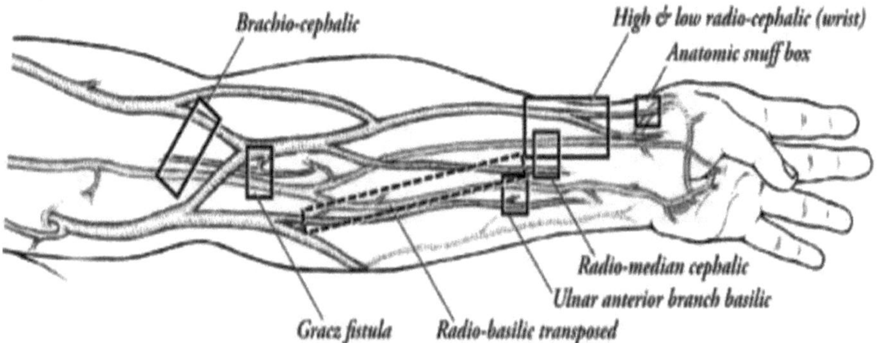

Figura 3. Locais primários de criação de FAV adoptados de Shenoy (69)

A fístula anatómica em caixa de rapé pode ser a primeira a ser considerada em qualquer doente que necessite de acesso para hemodiálise, uma vez que a falha deixa ainda várias opções de fístula disponíveis nesse membro (110).

É bem reconhecido que as FAVs, como acesso para hemodiálise, são menos prevalentes em pacientes de idade mais avançada, do sexo feminino, com obesidade, diabetes ou doença cardiovascular (86,96,111).

Os pacientes que se beneficiam da avaliação ultra-sonográfica pré-operatória são aqueles com:
-   exame clínico insuficiente (obesidade, ausência de pulsos, múltiplas cirurgias de acesso prévias)
-   possível doença arterial (idade avançada, diabetes, doença cardiovascular)
-   possível doença venosa (canulação prévia) (71,72,73,90,94,111,112).

A biologia da fístula AV é fascinante e o manejo adequado da fístula e de suas complicações deve ser baseado no raciocínio fisiopatológico (80,109). As complicações da fístula AV incluem trombose, infeção, sangramento, aumento da pressão venosa, insuficiência arterial, aneurisma, síndrome do túnel do carpo, isquemia distal e até mesmo insuficiência cardíaca. As complicações relacionadas à fístula AV aumentam com a idade, devido às comorbidades (53,55,73,80,83,94). .

-   **Maturação da fístula**

A "maturação" de uma FAV envolve a dilatação da veia de escoamento, o espessamento da sua parede e, eventualmente, o alargamento da artéria aferente. Portanto, a qualidade e o diâmetro da artéria desempenham um papel importante na maturação da FAV (53,57,69).

Banerjee et al. referiram-se a uma "regra dos seis" na avaliação da fístula. Às 6 semanas após a criação, o diâmetro do corpo da fístula deve ser de, pelo menos, 6 mm. A profundidade não deve ser superior a 0,5 a 0,6 cm. A taxa de fluxo sanguíneo deve ser de 600 ml/min ou mais nesta altura. O comprimento da fístula deve ser de 5 a 6 cm para permitir uma diálise com duas agulhas bem sucedida (103).

O atraso na maturação ou a falha na maturação das fístulas de Cimino-Brescia contribui para a significativa morbilidade relacionada com o acesso vascular dos doentes em hemodiálise crónica (109,114).

Uma fístula AV necessita frequentemente de 2 a 3 meses para se desenvolver ou amadurecer, antes de o doente a poder utilizar para hemodiálise. Um número significativo de FVA (28-53%) nunca amadurece para suportar a diálise. Muitas vezes, os nefrologistas e os cirurgiões vasculares esperam até 6 meses ou mesmo mais, na esperança de que a FAV acabe por crescer para suportar a diálise. Em geral, é necessário um fluxo sanguíneo de 500 ml/min e um diâmetro de pelo menos 4 mm para que uma FAV seja adequada para suportar a terapia de diálise (101,115,116,117).

O primeiro passo numa avaliação sistemática da FAV madura é examinar a integridade da pele que cobre a fístula, que deve parecer normal sem eritema, massas focais ou inchaço focal (53,82,110,118).

1.8.1.2.2. Enxerto arteriovenoso

Durante mais de 30 anos, a investigação e a indústria tentaram introduzir na prática clínica soluções e produtos que pudessem colmatar a impossibilidade de utilização de veias nativas. Os enxertos AV são reservados para pacientes cuja anatomia vascular não permite a construção de uma fístula AV nativa (55,104,107).

Foram criados enxertos vasculares de vários tipos que se aproximam o mais possível das caraterísticas ideais: baixo poder antigénico, elevada resistência às infecções, baixo risco de trombose e fácil perfuração, mas elevada resistência à perfuração (90,104).

As próteses atualmente utilizadas no acesso vascular para hemodiálise têm baixas taxas de patência, devido à obstrução luminal, determinada pela hiperplasia intimal (99). Um enxerto AV tem maior probabilidade do que uma fístula AV de ter problemas de infeção e coagulação. Coágulos sanguíneos repetidos podem bloquear o fluxo de sangue através do enxerto (55,95). 11% a 35% dos pacientes desenvolvem infeção, que representa uma das principais causas de falha do acesso (119). Tendo em conta o seu perfil de complicações, a fístula arteriovenosa de veia nativa deve continuar a ser a primeira escolha para acesso vascular entre os doentes que necessitam de hemodiálise crónica (56,77,95,99).

- Maturação do enxerto

Embora alguns defendam o uso imediato de um enxerto AV para hemodiálise, a adesão entre o enxerto e o túnel subcutâneo para evitar a formação de hematoma requer pelo menos 2-3 semanas. O enxerto é considerado maduro quando o edema e o eritema desapareceram e o enxerto pode ser facilmente
palpado. O enxerto deve ser canulado no pós-operatório imediato apenas para evitar riscos de

cateteres temporários (81,97,99,105).

1.8.2. Como é que um doente cuida e protege o acesso vascular?

Um doente pode cuidar e proteger um acesso vascular:

1. Garantir que o prestador de cuidados de saúde verifica o acesso para detetar sinais de infeção ou problemas com o fluxo sanguíneo antes de cada tratamento de hemodiálise, mesmo que seja o doente a inserir as agulhas.
2. Manter o acesso sempre limpo. ......
3. Utilizar o local de acesso apenas para diálise. .
4. Ter cuidado para não chocar ou cortar o acesso.
5. Verificar diariamente a vibração do acesso. A emoção é uma vibração rítmica que uma pessoa pode sentir sobre o acesso vascular.
6. Estar atento e comunicar sinais de infeção, incluindo vermelhidão, sensibilidade ou pus.
7. Não deixar ninguém colocar uma braçadeira de tensão arterial no braço de acesso.
8. Não usar jóias ou roupas apertadas sobre o local de acesso.
9. Não dormir com o braço de acesso por baixo da cabeça ou do corpo.
10. Não levantar objectos pesados ou exercer pressão sobre o braço de acesso (82,85,116,120).

1.8.3. Insucesso da fístula arteriovenosa

A disfunção da FAV é um problema comum em pacientes em hemodiálise e continua sendo uma importante causa de morbidade e hospitalização (55,80,119,121). A falência de uma FAV pode ser definida como falência precoce ou tardia:

1. o fracasso precoce: problemas de entrada e de saída;
2. o insucesso tardio: estenose venosa, estenose arterial e trombose.

A falha precoce da fístula ou uma falha na maturação da fístula é definida como uma fístula que nunca amadureceu para ser útil, é difícil de canular ou não consegue gerar o fluxo sanguíneo necessário para uma diálise com duas agulhas bem sucedida (103).

Miller et al. mostraram uma taxa de não-função primária mais elevada nas fístulas do antebraço em comparação com as fístulas do braço (59% *versus* 34%) (119).

A taxa de perviedade das FAVs em 1 ano é estimada em 63%, e a falência recorrente das FAVs é uma das principais causas de morbidade e mortalidade dos pacientes em hemodiálise (55,78,80,82,121). Os estudos relacionados ao mapeamento venoso pré-operatório para construção de FAVs foram submetidos a uma revisão sistemática. O ultrassom Doppler é o método preferido para o mapeamento vascular pré-operatório. Foi demonstrado que o mapeamento vascular pré-operatório aumenta substancialmente a proporção total de pacientes dialisando com fístulas(53,55,71,72,82,101,107,121,122).

A patogénese da falência precoce da fístula arteriovenosa nativa (estenose justa-anastomótica) é complexa e multifatorial. Os factores causais incluem uma artéria pequena (<1,5 a 2 mm) e uma veia pequena (<2,0 a 2,5 mm), manipulação cirúrgica e técnica menos do que ideal, punções venosas prévias, o desenvolvimento de veias acessórias que desviam o sangue do canal de drenagem venosa primário, factores de stress hemodinâmico e uma possível predisposição genética para vasoconstrição e hiperplasia neointimal após lesão endotelial e do músculo liso (107,109,119,121,122,123). Roy-Chaudhury et al., em 2006, reconheceram que todas as manipulações vasculares (cirurgia ou angioplastia com balão) causam lesão endotelial e das células musculares lisas, o que resulta num processo restenótico. Por conseguinte, estas intervenções têm de ser associadas a terapêuticas que possam visar tanto as vias tradicionais como as vias alternativas envolvidas na patogénese da hiperplasia neointimal e da estenose vascular (55,117,119,123).

As possíveis razões biológicas para que uma FAV sofra uma falha de maturação são as seguintes

- Falha da dilatação arterial porque as FAVs são criadas em pacientes com doença vascular grave e diabetes;
- Falha na dilatação venosa devido ao impulso agressivo para tentar criar uma FAV nativa sempre que possível e pode resultar no uso de um segmento venoso pobre que perdeu a capacidade de vasodilatação devido à punção venosa anterior (80);
- Estenose significativa na anastomose, que é a anomalia anatómica mais comum nas fístulas

que não amadurecem (121);

- Hiperplasia neointimal venosa acelerada como resultado de lesão vascular do segmento da veia que foi mobilizado e manipulado pelo cirurgião durante o procedimento. Esse processo geralmente envolve alongamento, torção e esqueletização do vaso, o que pode romper os *vasa vasorum* desse segmento da veia. Morfologicamente, a hiperplasia neointimal resulta da proliferação de SMCs combinada com a deposição de matriz (54,115).

A doença renal crónica está associada a danos vasculares, e é provável que a uremia também possa prejudicar a permeabilidade da FAV (54).

Para preservar o sistema vascular, é importante evitar a retirada de sangue ou infusões intravenosas do braço e do antebraço, e utilizar as veias das mãos para estes fins (108). Os quatro principais problemas identificados como associados à oclusão são: (1) baixa pressão sanguínea durante a hemodiálise; (2) locais de punção sucessivos da fístula demasiado próximos uns dos outros; (3) fluxo sanguíneo anormal; e (4) fraco controlo da humidade.

A idade é um fator independente adicional associado à prevalência de fístulas. Outros factores incluem a presença de doença vascular periférica, obesidade e estatuto socioeconómico inferior. Allon et al. mostraram que o género feminino e a raça negra são preditores independentes de uma menor probabilidade de colocação de fístulas (55,85,117,123).

Capítulo 2

2. HIPÓTESE

A apoptose correlaciona-se positivamente com a punção venosa prévia e com o insucesso da FAV.

Capítulo 3

3. OBJECTIVOS DO ESTUDO
3.1. OBJECTIVO GERAL:

Investigar o impacto da apoptose na parede da veia nativa utilizada nas fístulas arteriovenosas para hemodiálise no insucesso das fístulas.

3.2. OBJECTIVOS ESPECÍFICOS:

1. Avaliar a apoptose na parede da veia nativa de pacientes que serão submetidos a uma cirurgia para FVA como acesso para diálise.
2. Comparar a apoptose entre as veias previamente puncionadas ou não.
3. Avaliar o número de doentes com falha da FAV e correlacioná-lo com a apoptose.

Capítulo 4

4. MATERIAIS E MÉTODOS
4.1. Temas

Foram obtidos espécimes de veias de 60 doentes com doença renal crónica terminal, na Clínica de Cirurgia Vascular do Centro Clínico Universitário do Kosovo, que, pela primeira vez, foram submetidos a uma cirurgia para colocação de AVF como acesso de diálise. A indicação para a criação de um acesso vascular foi feita por um nefrologista, e a sua equipa aconselhou o doente sobre o tempo de jejum antes do procedimento e sobre os medicamentos a tomar ou a não tomar.

Os pacientes nos quais a FAV não se desenvolveu para sustentar a diálise ou foi trombosada antes da primeira canulação bem-sucedida para hemodiálise, bem como os pacientes nos quais a FAV foi feita com prótese de enxerto, foram excluídos do estudo.

O grupo I (grupo de estudo) foi constituído por 30 doentes em que a veia utilizada para a colocação da FAV tinha sido previamente puncionada (para colheita de sangue ou para colocação de linhas intravenosas), independentemente do objetivo da punção.

O grupo II (grupo de controlo) era constituído por 30 doentes em que a veia utilizada para a colocação da FAV não tinha sido previamente puncionada.

Os pacientes foram preparados para a cirurgia, desde que a pressão arterial sistólica não fosse inferior a 100 mmHg. Ambos os membros superiores foram então examinados e a extremidade que apresentava uma artéria e veia adequadas, de preferência a extremidade não dominante, foi escolhida para a colocação da fístula. O local mais distal possível foi escolhido para a colocação da FAV.

Todos os doentes apresentavam um sistema venoso profundo competente sem antecedentes de episódios trombóticos.

Para cada paciente, os seguintes dados foram incluídos para análise: dados relativos à idade, sexo, tempo de cirurgia da FAV, tempo de insuficiência renal, tempo de diálise ou de colocação de fístula feita para fins preventivos, local da fístula, tipo de fístula, dados ultra-sonográficos com Doppler antes da colocação da fístula, presença de comorbidades, como diabetes mellitus, hipertensão arterial, doença pulmonar, doença cerebrovascular prévia, doença vascular periférica prévia, doença reumatológica, cancro, utilização de inibidores da ECA, estatinas, antagonista do cálcio, cumarina, inibidor da agregação plaquetária, colocação prévia de cateter central, antigénio HBs, HCV, VIH, história de abuso de drogas intravenosas e tabagismo.

Todos os estudos de mapeamento ultrassonográfico pré-operatório foram realizados por um cirurgião vascular. Foi utilizado um sistema Siemens Acuson X300 com um transdutor de 7 a 15 MHz. O doente foi colocado em posição supina com o braço a ser examinado confortavelmente estendido num ângulo de aproximadamente 60 graus em relação ao tórax. As veias foram avaliadas sequencialmente ao longo do braço em termos de diâmetro, permeabilidade e profundidade. A estenose e a trombose da veia central ou de drenagem foram critérios de exclusão do estudo.

As condições da artéria e da veia foram examinadas pelo cirurgião e, com base no grau de aterosclerose arterial, no fluxo sanguíneo e na presença de trombose, foram divididas em três tipos: excelente, bom e suficiente, como se segue:

- **Artéria excelente**: um mínimo de 2 mm de diâmetro interno, uma parede arterial macia e elástica sem ateromas e um bom fluxo;
- **Artéria boa**: um mínimo de 2 mm de diâmetro interno, uma parede arterial relativamente rígida mas sem ateromas e um fluxo médio a bom;
- **Artéria suficiente**: um mínimo de 2 mm de diâmetro interno, uma parede arterial dura e frágil com ateroma e um fluxo médio;
- **Veia excelente**: um mínimo de 2 mm de diâmetro interno, uma parede normal, sem coágulos e trombose, completamente aberta proximalmente, um bom fluxo, e dilata e enche bem com pressão na parte proximal da veia;
- **Veia boa**: um mínimo de 2 mm de diâmetro interno, uma parede adequada, sem obstrução proximal, mas com estenose proximal, que pode ser removida por um dilatador. A veia encher-se-á adequadamente de sangue após a libertação da pressão proximal;
- **Veia suficiente**: um mínimo de 2 mm de diâmetro interno, uma parede rígida, estenose relativa ou obstrução da parte proximal, caso em que passará um dilatador de tamanho máximo 2. Um caudal baixo e quando se controla a parte proximal da veia, esta não se enche adequadamente de sangue e não se dilata de forma desejável.

Em todos os doentes o acesso vascular foi efectuado em regime de ambulatório, sob anestesia local, num ou noutro braço. Foi colocada fístula artéria radial-veia cefálica no antebraço ou fístula artéria braquial-veia cefálica no braço, com anastomose termino-lateral. A veia utilizada durante o procedimento foi sempre a veia cefálica, com um centímetro a mais do que o habitualmente utilizado durante a operação. Antes da colocação da FAV, um segmento de veia de 1 cm foi excisado da parte distal da veia para análise imunohistoquímica. Em seguida, o vaso foi irrigado e dilatado com solução de heparinsalina. Em seguida, realizamos a anastomose arteriovenosa término-lateral com material de sutura de polipropileno 6/0 ou 7/0 (Figura 4).

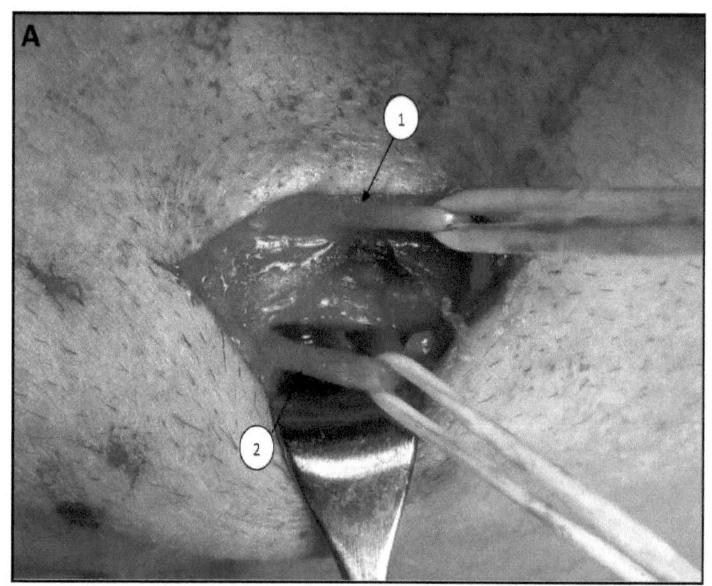

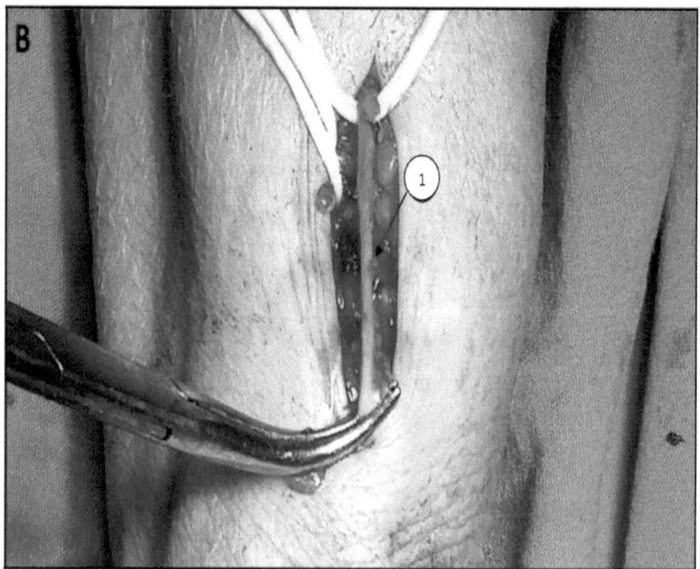

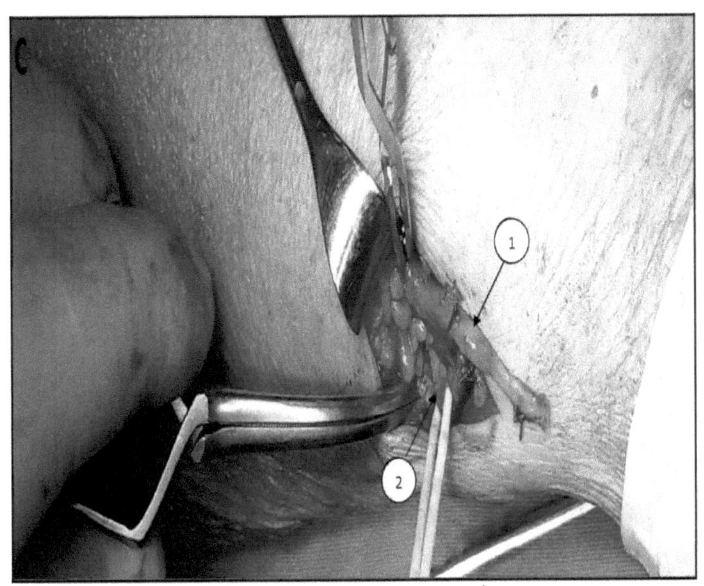

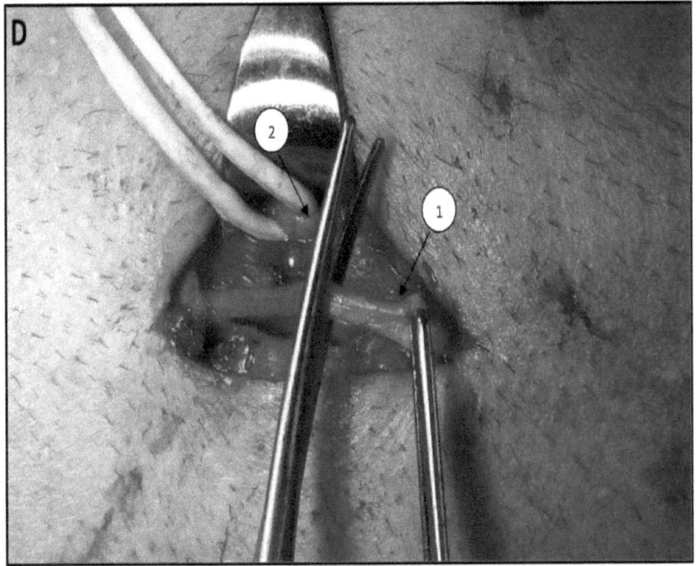

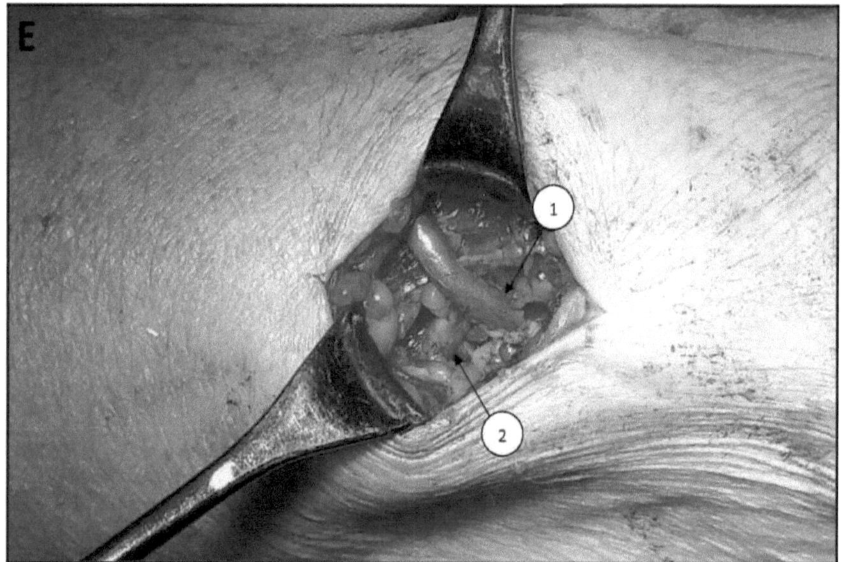

Figura 4. Procedimentos para a extração de material venoso. A. Preparação da artéria e da veia. B.
C. Divisão da veia. D. Retirada do segmento venoso (1cm). E. Fístula radial-cefálica;
Nota: 1. veia cefálica, 2. artéria radial.

A maturação da fístula demorou 4-6 semanas ou dependendo das condições do paciente. Até então, os doentes faziam a diálise no cateter venoso central, exceto quando a FAV era feita por motivos preventivos.
Os doentes foram seguidos em regime de ambulatório após 3, 6, 9 e 12 meses e foi registada a falência da FAV. Todos os doentes foram dialisados numa base de bicarbonato padrão durante 4 horas, três vezes por semana, utilizando membranas HD de polissulfona biocompatível (Fresenius).

4.2. Preparação de tecidos
Todas as amostras de veias foram divididas em duas porções ao longo do eixo longitudinal. As amostras recolhidas foram fixadas em solução tamponada a 10% contendo aproximadamente 4% de formaldeído durante 24 horas e incluídas em parafina para histologia convencional e imunohistoquímica. A preparação dos tecidos foi efectuada no Departamento de Patologia do Centro Clínico Universitário do Kosovo, em Prishtina.
A histologia e a análise imunohistoquímica foram efectuadas no Departamento de Patologia "Ljudevit Jurak" do Centro Hospitalar Universitário "Sisters of Mercy", Zagreb, na minha presença.

4.3. Histologia
Os espécimes foram corados com hematoxilina e eosina para avaliação histológica de rotina. Os resultados foram avaliados por dois investigadores independentes que não tinham conhecimento dos resultados clínicos do doente. Todas as amostras de veias foram coradas com tricrómio de Mallory, coloração histoquímica de Gomori e von Gieson para avaliar as alterações patológicas na quantidade de fibras conjuntivas de colagénio e para diferenciar entre colagénio e fibras musculares lisas, bem como a rede de elastina. A histologia foi realizada para confirmar que as secções utilizadas para a análise imunohistoquímica continham os achados clássicos de veias previamente puncionadas e não previamente puncionadas.

4.4. Imunohistoquímica
Por rotina, a identificação das células musculares lisas foi efectuada por um histopatologista experiente, utilizando critérios morfológicos.
Para a análise imunohistoquímica, foram utilizados os seguintes anticorpos primários durante a noite

a 4 °C:
- Anticorpo monoclonal de ratinho p53 (DAKO), diluição 1:50;
- Anticorpo monoclonal de ratinho Bcl-2 (DAKO), diluição 1:50;
- Anticorpo monoclonal de ratinho para a caspase 3 (Abeam), diluição 1:50;
- Anticorpo policlonal de coelho para Bax (DAKO), diluição 1:500.

Para o método indireto de estreptavidina-biotina-peroxidase, foram seguidas as instruções do fabricante (DAKO). O anticorpo secundário conjugado com biotina foi aplicado numa diluição de 1:200 durante 1 h à temperatura ambiente, depois foi efectuada uma incubação de 30 minutos no complexo Strept-AB e, para o desenvolvimento da cor, foram utilizados o cloridrato de 3,3'-diaminobenzidina tetra-hidrocloreto e a hematoxilina como contracoloração.

A avaliação qualitativa e quantitativa da coloração imunohistoquímica foi efectuada utilizando um computador com software de análise de imagem, de acordo com o artigo de: Filis et al. (48). A expressão das proteínas foi avaliada de acordo com uma avaliação semiquantitativa das células positivas. A pontuação foi efectuada como: sem coloração, coloração mínima (1-3%), coloração moderada (>3- 50%) e coloração máxima (>50-100%). As células que apresentaram coloração positiva (coloração citoplasmática e nuclear) para os anticorpos examinados na íntima, média e adventícia foram contadas com uma ampliação de 400^x e quantificadas em 10 campos aleatórios por secção (16).

Como controlos positivos para Bcl-2, caspase 3 e Bax, foram utilizados tecidos das amígdalas e, para p53, tecidos da mama. O controlo negativo foi obtido pela omissão do anticorpo primário.

4.5. Análise estatística

Gestão e análise de dados: O teste do qui-quadrado ou o teste de Fisher Freeman Halton foram utilizados para testar as diferenças nas proporções das variáveis qualitativas entre os grupos. A normalidade da distribuição das variáveis quantitativas foi testada pelo teste de Kolmogorov-Smirnov. O teste U de Mann Whitney foi utilizado para testar as diferenças entre variáveis quantitativas que não seguiam uma distribuição normal. O nível $p<0,05$ foi considerado como o valor de corte para a significância. A análise descritiva é apresentada em tabelas e figuras.

4.6. Ética

O estudo foi realizado de acordo com todas as diretrizes atualmente válidas e aplicadas, cujo objetivo é assegurar a condução adequada e a proteção das pessoas incluídas nesta investigação como examinados. A aprovação ética do estudo foi obtida no University Clinical Center of Kosovo, em Prishtina, no University Hospital Center "Sisters of Mercy" em Zagreb e na University of Zagreb, School ofMedicine, Zagreb.

A identidade dos pacientes permaneceu confidencial e protegida.

Foi obtido um consentimento livre e esclarecido por escrito dos participantes ou de testemunhas.

<h1 style="text-align:center">Capítulo 5</h1>

5. RESULTADOS

5.1. Caraterísticas clínicas dos doentes

De acordo com o exame físico pré-operatório e os achados de imagens não invasivas, 60 pacientes em HD de manutenção com uma FAV como acesso vascular foram considerados candidatos apropriados para este estudo. Havia 30 doentes (18 homens, 12 mulheres; idade média de 63,50 anos; IQR=23,00 anos) no grupo I (grupo de estudo) e 30 doentes (20 homens, 10 mulheres; idade média de 63,00 anos; IQR=20,25 anos) no grupo 2 (grupo de controlo). Foram observadas co-morbilidades em todos os doentes, incluindo hipertensão (26/21) em ambos os grupos, doença hematológica (19/17) e diabetes (11/11) (Tabela 1).

Não se verificaram diferenças estatisticamente significativas entre os doentes do grupo de estudo e do grupo de controlo quanto à idade, sexo, diálise realizada, inserção de cateter venoso central, HBsAg, HCV, VIH e comorbilidades (hipertensão arterial, doença pulmonar, doença hematológica, diabetes, doença vascular periférica, doença cerebrovascular, doença reumatológica, cancro) (Tabela 1).

Tabela 1. Caraterísticas dos doentes (N=60)

	Grupo de estudo **do Grupo I** (N=30)	**Grupo II** grupo de controlo (N=30)	**p Valor**
Idade (anos) Mediana/IQR	63.50	63.00	0.695**
Género (masculino/feminino)	18/12	20/10	0.592*
Sem diálise	11	10	0.787*
Cateter venoso central			0.713*
- Veia jugular interna	6	9	
- Veia femoral	11	8	

- Veia subclávia	2	3	
HBsAg positivo	2	2	1.000*
HCV positivo	1	2	1.000*
VIH positivo	0	0	
Comorbilidades			
- Hipertensão	26	21	0.117*
- Doença pulmonar	3	3	1.000*
- Doença hematológica	19	17	0.598*
- Diabetes	11	11	1.000*
- Doença vascular periférica	2	2	1.000*

- Doença cerebrovascular	4	0	**0.112***
- Doença reumatológica	2	1	**1.000***
- Cancro	2	5	**0.424***

*Teste exato de **Fisher**, **Teste U de **Mann-Whitney**

O maior número de fístulas foi observado na extremidade não dominante, 52 fístulas (86,7%) do total de 60, achado que está de acordo com os dados da literatura. Foram encontradas 35 (58,33%) fístulas radiocefálicas e 25 (41,67%) fístulas braquiocefálicas, não havendo diferença significativa entre os dois grupos (Tabela 2, Figura 5).

Tabela 2. Caraterísticas intra-operatórias (N=60)

	Grupo de estudo do **Grupo I** (N=30)	**Grupo II** grupo de controlo (N=30)	**p Valor**
Escolha do local de acesso			0.254
- extremidade não dominante	24	28	
- extremidade dominante	6	2	
Tipo de fístula			0.892
- R/Csin*	15	15	
- B/C **sin***	10	12	

- R/Cdex*	3	2	
- B/Cdex*	2	1	
Estado da artéria			0.689
- suficiente	1	2	
- bom	16	18	
- excelente	13	10	
Estado da veia			1.000
- suficiente	3	3	
- bom	13	13	
- excelente	14	14	

*- R/C- fístula radiocefálica, B/C- fístula braquiocefálica, p-Teste Exato de Fisher

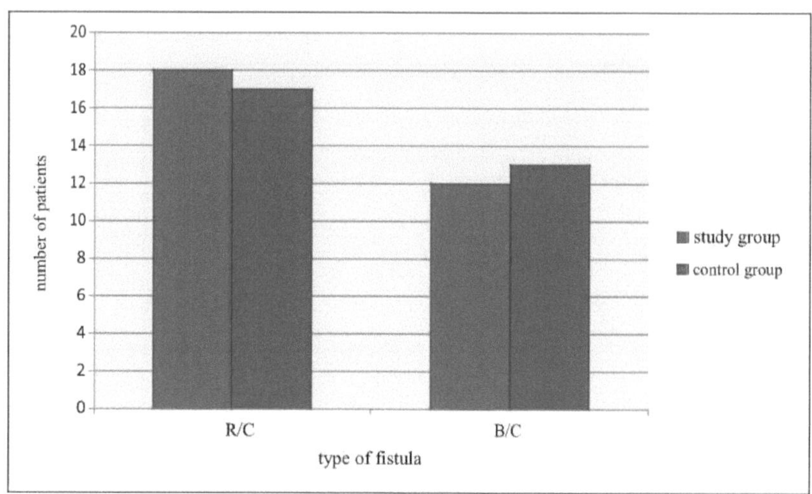

Figura 5. Tipo de fístula realizada em ambos os grupos. Nota. R/C-radiocefálica; B/C-braquiocefálica

5.2. Histologia

A coloração de rotina com hematoxilina e eosina mostrou o aspeto histológico dos espécimes da veia não puncionada (veia de controlo) (Figuras 6 e 7) e da veia puncionada (veia de estudo) (Figura 8).

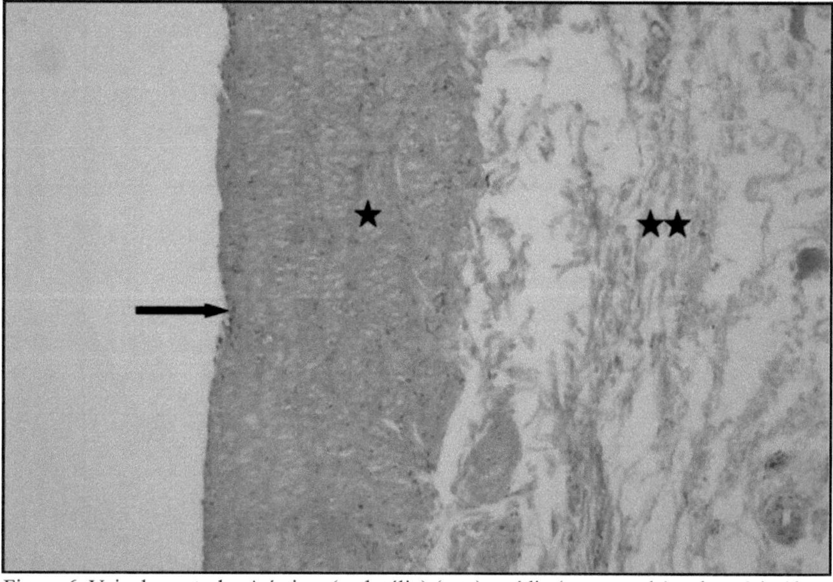

Figura 6. Veia de controlo. A íntima (endotélio) (seta); média (uma estrela); adventícia (duas estrelas). HE, x1OO.

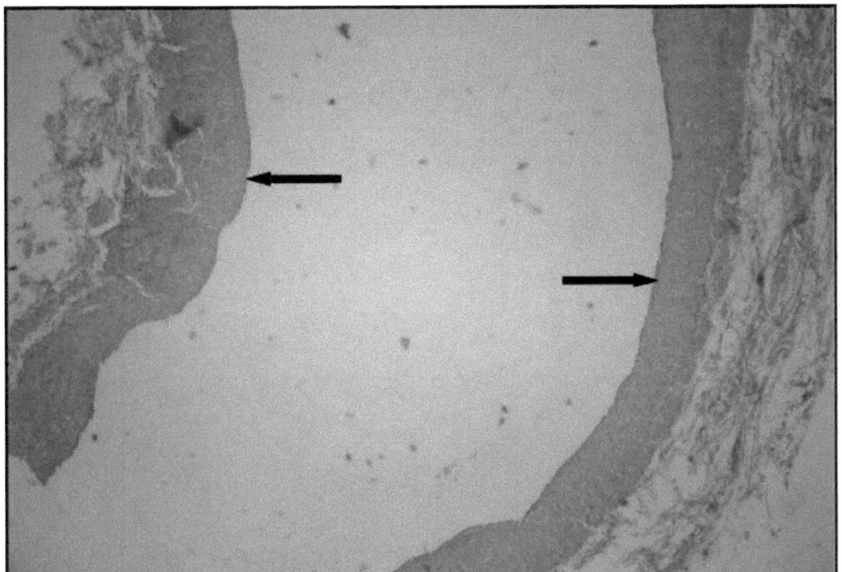

Figura 7. A veia de controlo. A seta aponta para a íntima da veia. HE, x40.

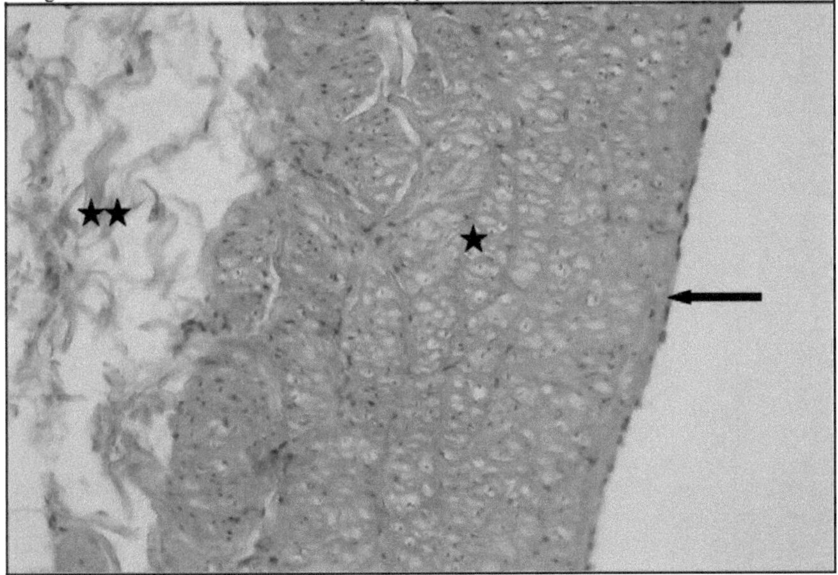

Figura 8. A veia puncionada. A seta aponta para a íntima (endotélio); uma estrela indica a média; duas estrelas indicam a adventícia. HE, x200.

A coloração histoquímica de Mallory e Gomori demonstrou uma perda da sua morfologia alongada nas veias puncionadas e um ligeiro aumento da matriz de colagénio com degradação das fibras elásticas na coloração elástica de von Gieson (Figura 9), em comparação com as veias não puncionadas (Figura 10).

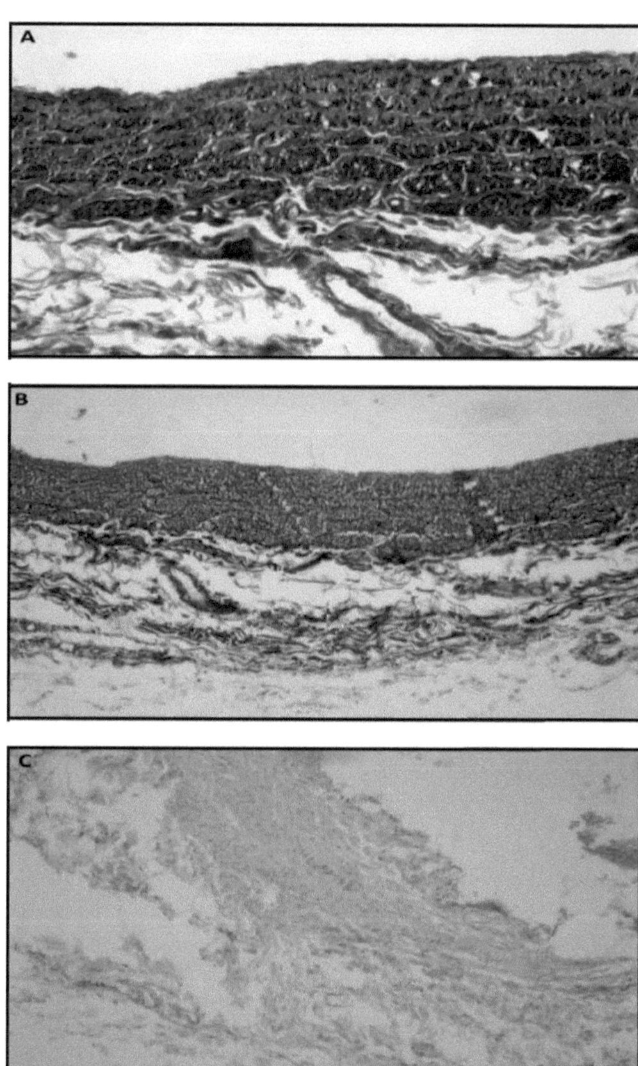

Figura 9. A veia puncionada. A. Coloração tricrómica de Mallory; B. Coloração de Gomori; C. Coloração de von Gieson

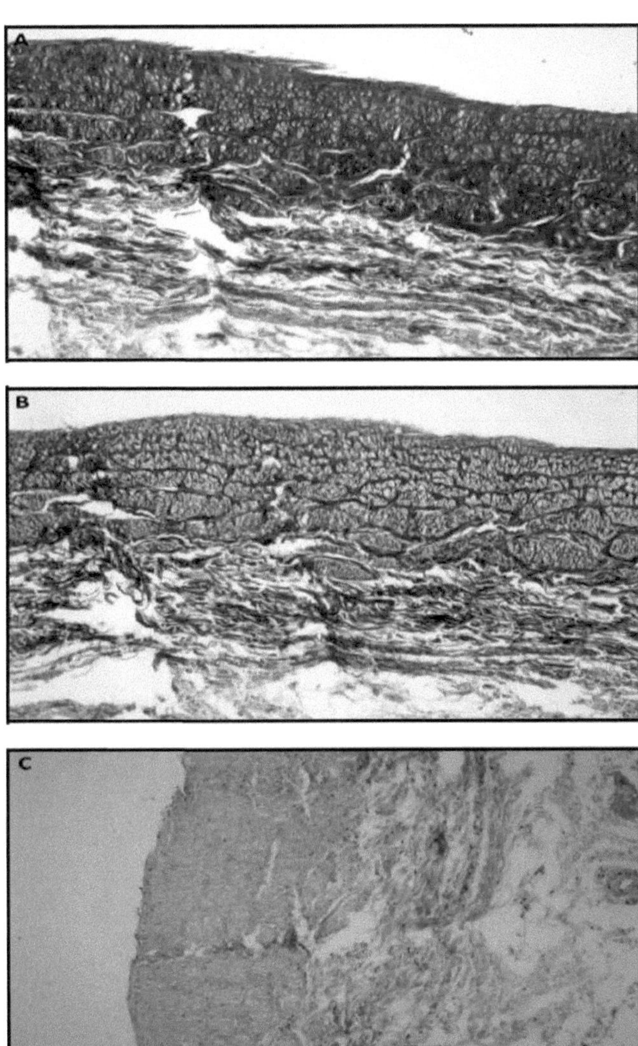

Figura 10. A veia de controlo. A. Coloração tricrómica de Mallory; B. Coloração de Gomori; C. Coloração de von Gieson

5.3. Expressão de marcadores apoptóticos e antiapoptóticos (IHC)

5.3.1. Resultados imuno-histoquímicos no grupo de estudo O p53 não apresentou expressão ou apresentou uma expressão mínima nas veias. A Bcl-2 apresentou uma expressão mínima e moderada. A caspase 3 apresentou uma expressão mínima, moderada e máxima e a Bax não apresentou expressão ou apresentou uma expressão mínima e moderada (Tabela 3, Figuras 11, 12, 13, 14).

Tabela 3. Análises semiquantitativas da expressão de marcadores no grupo de estudo

	p53	Bcl-2	caspase 3	Bax
- 0%	18	0	0	11
- 1-3%*	12	20	6	14
- >3-50%*	0	10	18	5
- >50%*	0	0	6	0
Total	30	30	30	30

*-coloração mínima (1-3% de células positivas), coloração moderada (>3-50% de células positivas), coloração máxima (>50-100% de células positivas)

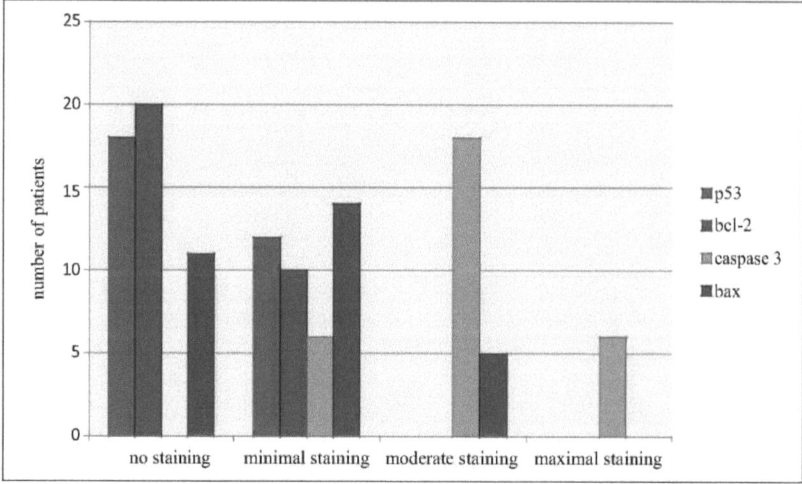

Figura 11. Expressão de marcadores apoptóticos e antiapoptóticos para o grupo de estudo Nota: coloração mínima (1-3% de células positivas), coloração moderada (>3-50% de células positivas), coloração máxima (>50-100% de células positivas)

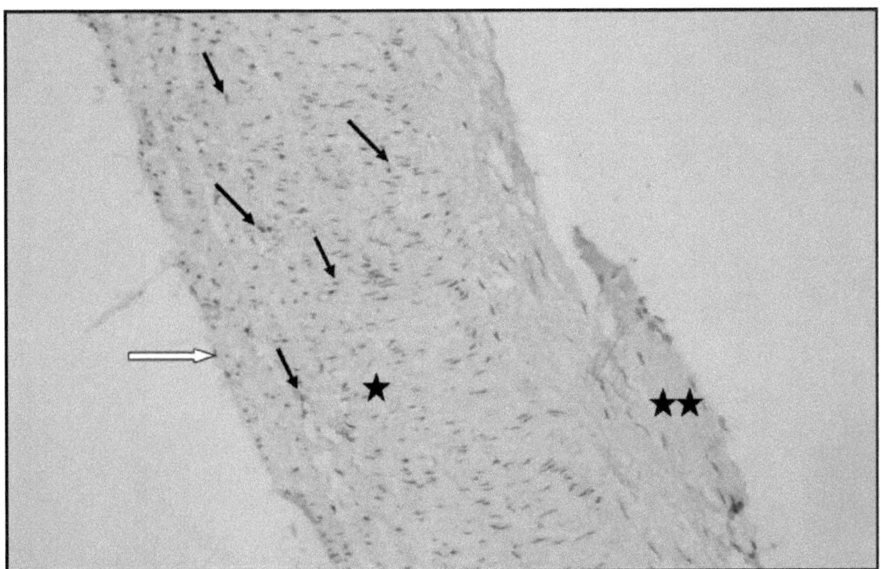

Figura 12. Coloração imunohistoquímica citoplasmática positiva de Bax na média e na íntima da veia puncionada. IHC, DAB, corado com hematoxilina, x200. A seta branca aponta para a íntima; uma estrela indica a média; duas estrelas indicam a adventícia; pequenas setas pretas apontam para a coloração citoplasmática positiva

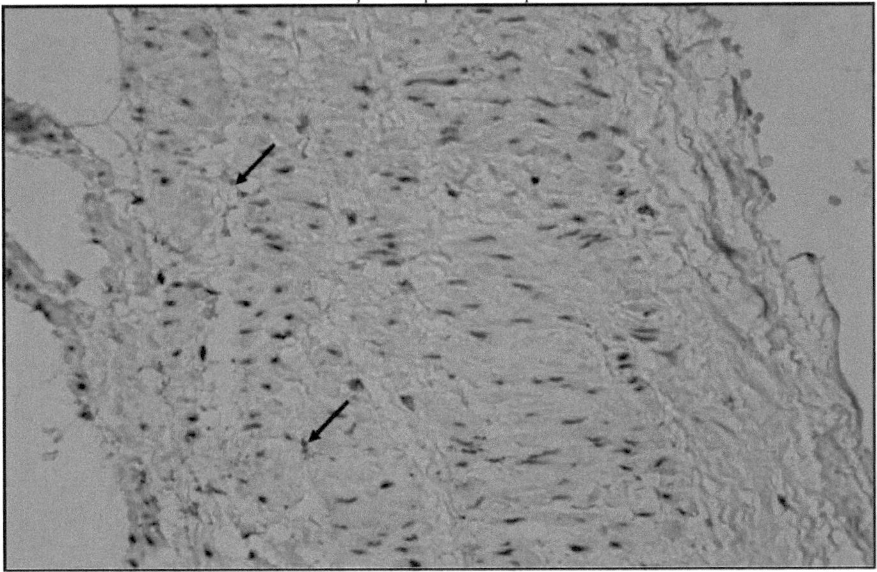

Figura 13. Coloração imunohistoquímica citoplasmática positiva da caspase 3 na média e na íntima da veia puncionada. IHC, DAB contra-corado por hematoxilina, x400. A seta aponta para a coloração citoplasmática positiva.

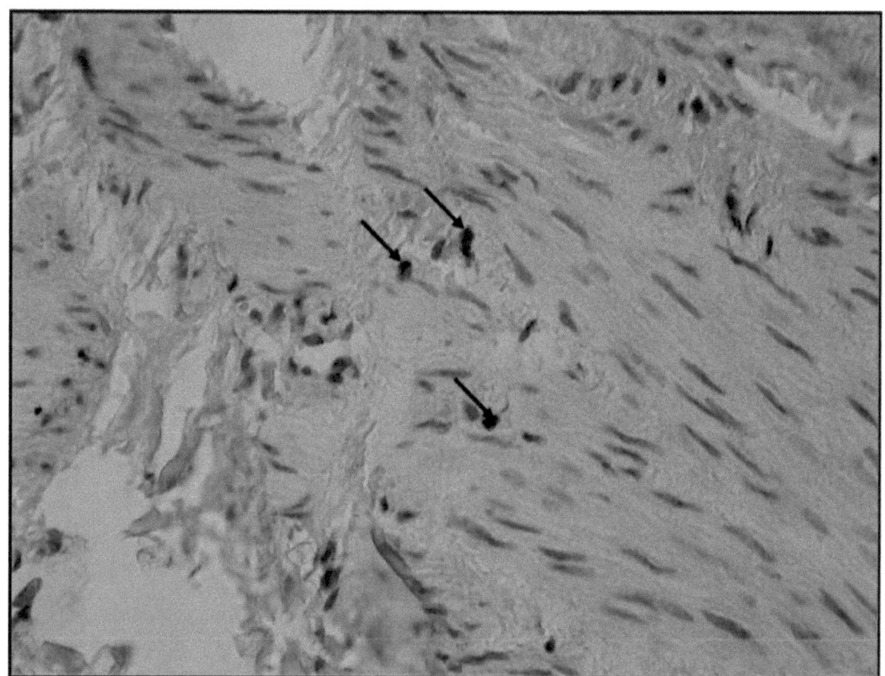

Figura 14. Coloração imuno-histoquímica nuclear positiva de p53 no meio da veia puncionada, IHC, DAB, contra-corado por hematoxilina, x400. A seta aponta para a coloração nuclear positiva.

5.3.2. Resultados imuno-histoquímicos no grupo de controlo p53 não apresentou expressão ou apresentou uma expressão mínima nas veias. O Bcl-2 apresentou uma expressão mínima, moderada e máxima. A caspase 3 não apresentou expressão ou apresentou uma expressão mínima e a Bax não apresentou expressão ou apresentou uma expressão mínima (Tabela 4, Figuras 15, 16, 17, 18).

Tabela 4. Análises semiquantitativas da expressão de marcadores no grupo de controlo

	p53	Bcl-2	caspase 3	Bax
- 0%	19	0	19	23
- 1-3%*	11	3	11	7
- >3-50%*	0	20	0	0
- >50%*	0	7	0	0
Total	30	30	30	30

*-coloração mínima (1-3% de células positivas), coloração moderada (>3-50% de células positivas), coloração máxima (>50-100% de células positivas)

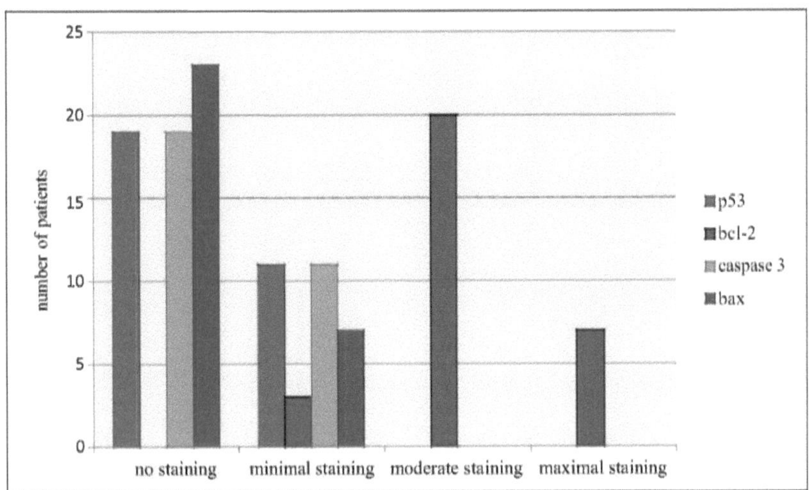

Figura 15. Expressão dos marcadores apoptóticos e antiapoptóticos para o grupo de controlo Nota: coloração mínima (1-3% de células positivas), coloração moderada (>3-50% de células positivas), coloração máxima (>50-100% de células positivas).

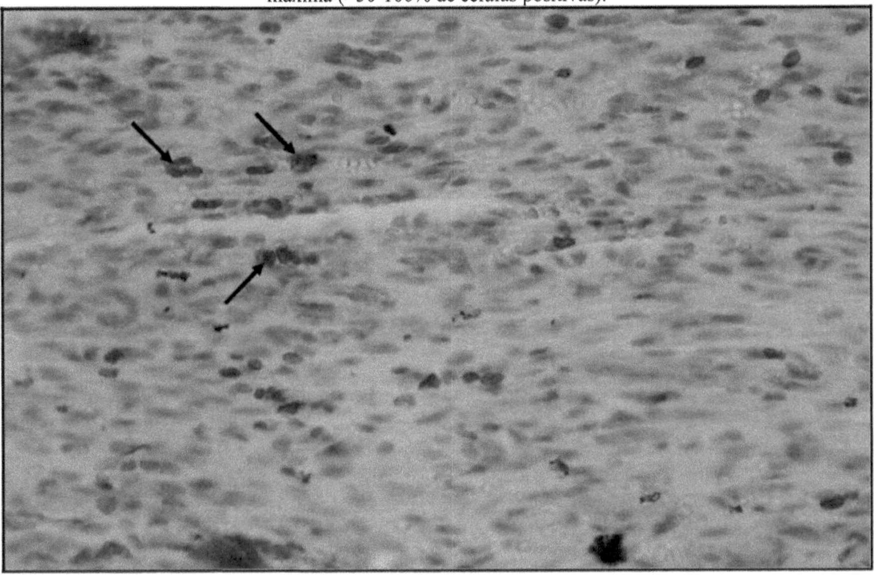

Figura 16. Positividade imunohistoquímica nuclear de Bcl-2 nos meios da veia de controlo. IHC, DAB, corado com hematoxilina, x400. A seta aponta para a reação positiva, visível como uma coloração escura no núcleo (seta preta)

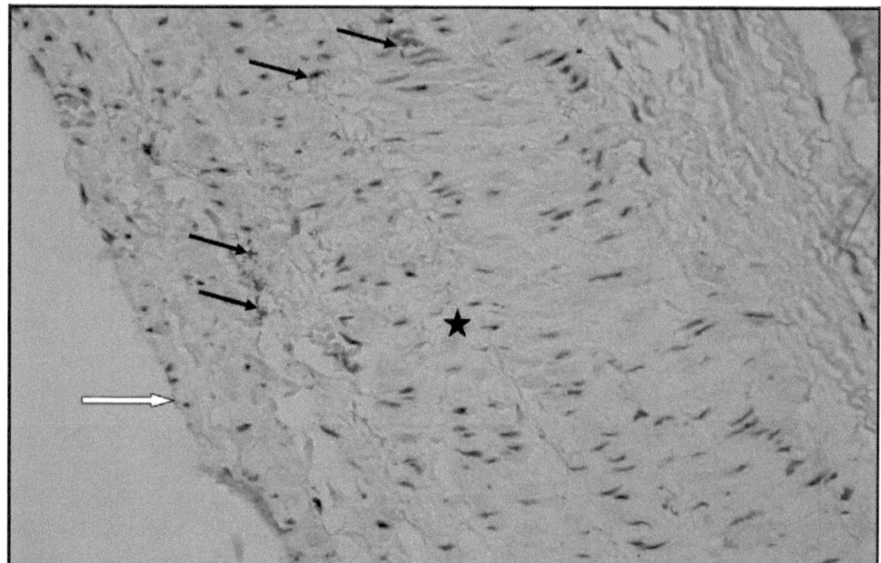

Figura 17. Coloração imunohistoquímica citoplasmática positiva da caspase 3 na média e na íntima da veia de controlo. IHC, DAB, corado com hematoxilina, x400. A seta branca mostra a íntima; as setas pretas mostram a coloração citoplasmática positiva; a estrela mostra a média.

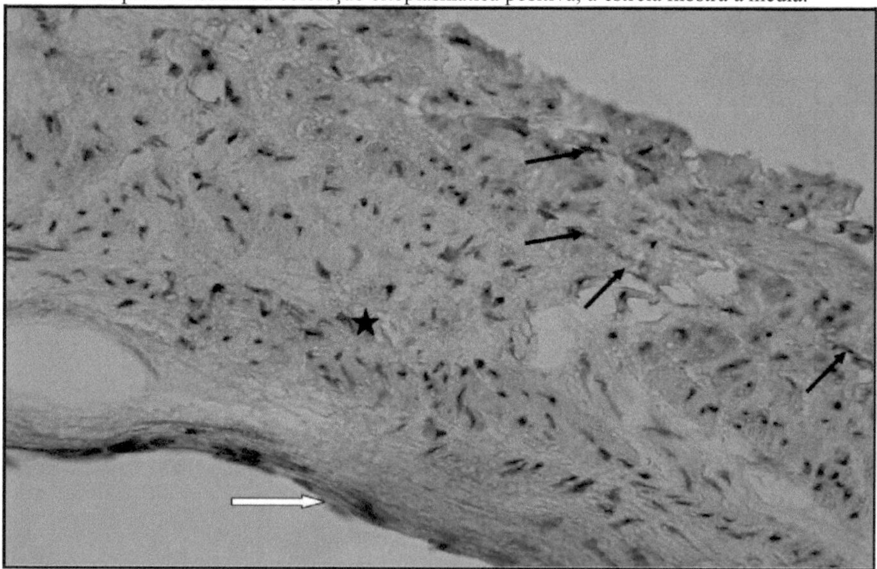

Figura 18. Coloração imunohistoquímica citoplasmática positiva da caspase 3 na média e na íntima da veia de controlo. IHC, DAB, corado com hematoxilina, x400. A seta branca aponta para a íntima; as setas pretas mostram a coloração citoplasmática positiva; a estrela indica a média.

5.3.3. Comparação dos resultados imunohistoquímicos entre grupos

Registaram-se diferenças significativas entre os dois grupos relativamente à expressão de Bcl-2, caspase 3 e Bax. A expressão da caspase 3 e da Bax no grupo de estudo aumentou em comparação com o grupo de controlo (p<0,01 para todos). A expressão de Bcl-2 no grupo de estudo diminuiu em comparação com o grupo de controlo (p<0,01). p53 não mostrou diferenças significativas entre os dois grupos (p=0,791) (Tabela 5, Figuras 19,20,21,22).

Tabela 5. Comparação da expressão dos marcadores apoptóticos e antiapoptóticos entre o grupo de estudo e o grupo de controlo

	Grupo de estudo	Grupo de controlo	p Valor
p53			0.791*
sem manchas	18	19	
coloração mínima	12	11	
coloração moderada	0	0	
coloração máxima	0	0	
Bcl-2			<0.001*
sem manchas	0	0	
coloração mínima	20	3	
coloração moderada	10	20	
coloração máxima	0	7	
caspase 3			<0.001*
sem manchas	0	19	
coloração mínima	6	11	
coloração moderada	18	0	
coloração máxima	6	0	
Bax			<0.002*
sem manchas	11	23	
coloração mínima	14	7	
coloração moderada	5	0	
coloração máxima	0	0	

*Teste exato de Fisher
Observar coloração mínima (1-3% de células positivas), coloração moderada (>3-50% de células positivas), coloração máxima (>50-100% de células positivas)

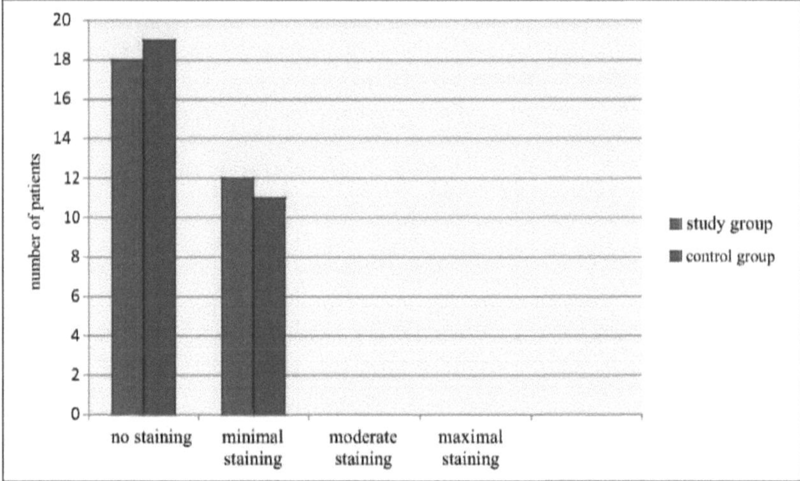

Figura 19. Expressão de p53 (coloração IHC)
Observar coloração mínima (1-3% de células positivas), coloração moderada (>3-50% de células positivas), coloração máxima (>50-100% de células positivas)

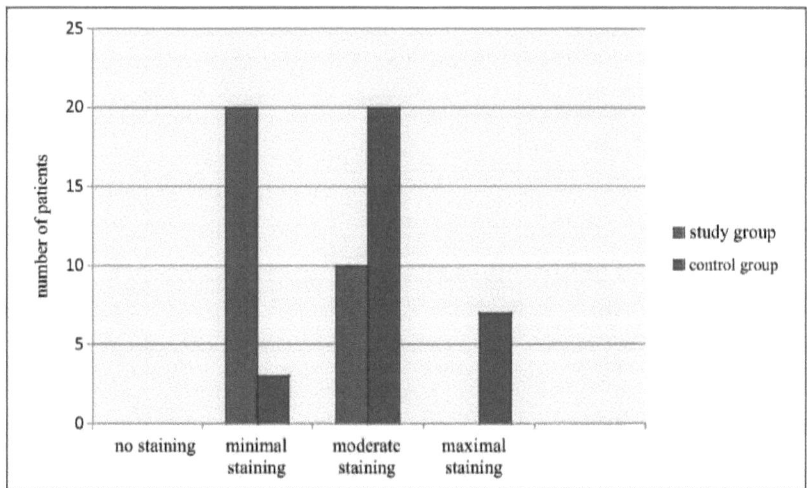

Figura 20. Expressão de Bcl-2 (coloração IHC)
Observar coloração mínima (1-3% de células positivas), coloração moderada (>3-50% de células positivas), coloração máxima (>50-100% de células positivas)

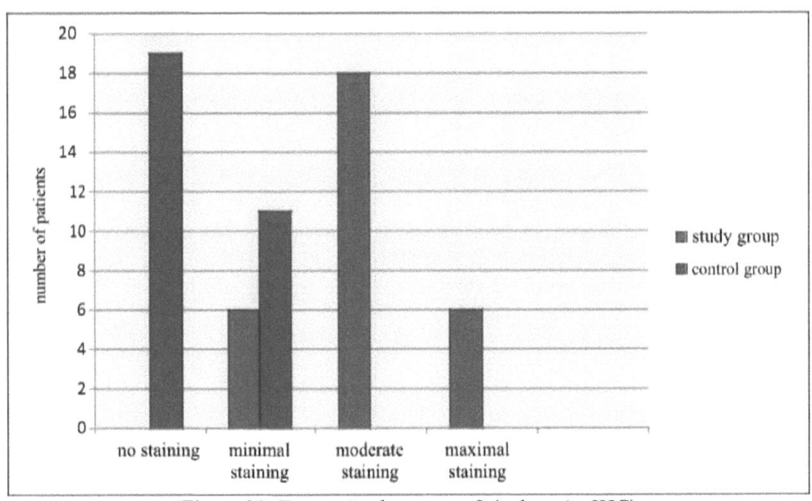

Figura 21. Expressão da caspase 3 (coloração IHC)

Observar coloração mínima (1-3% de células positivas), coloração moderada (>3-50% de células positivas), coloração máxima (>50-100% de células positivas)

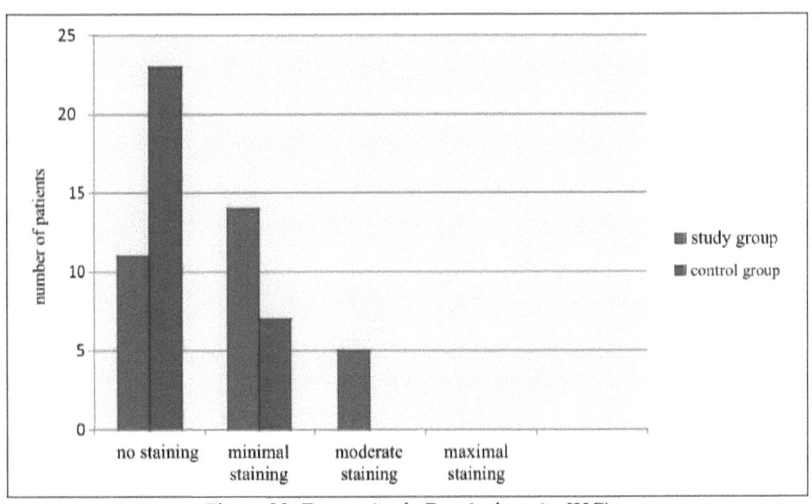

Figura 22. Expressão de Bax (coloração IHC)

Observar coloração mínima (1-3% de células positivas), coloração moderada (>3-50% de células positivas), coloração máxima (>50-100% de células positivas)

5.4. Caraterísticas clínicas dos doentes após o seguimento de um ano

Durante o seguimento de um ano, a falha da fístula ocorreu em oito doentes do grupo de estudo e em dois doentes do grupo de controlo. Cinco doentes com uma fístula funcional no grupo de estudo e três doentes no grupo de controlo foram perdidos durante o seguimento (Tabela 6).

Tabela 6. Caraterísticas clínicas durante o seguimento de um ano

	Grupo I	Grupo II	Total

Morte	5	3	8
Falha da fístula	8	2	10

Houve diferenças estatisticamente significativas na falha da fístula entre o grupo de estudo e o grupo de controlo (26,7% *versus* 6,7%, p=0,038) (Tabela 7, Figura 23).

Tabela 7. Falha da fístula no grupo de estudo (Grupo I) e no grupo de controlo (Grupo II)

		Grupo de estudo do Grupo I	Grupo II grupo de controlo	Total
	NÃO Número	22	28	50
	% de falha da fístula	44.0%	56.00%	100%
	% dentro do grupo	73.3%	93.3%	83.3%
FALHA DA FÍSTULA	% do total	36.7%	46.7%	83.3%
	SIM Número	8	2	10
	% de falha da fístula	80.0%	20.0%	100%
	% dentro do grupo	26.7%	6.7%	16.7%
	% do total	13.3%	3.3%	16.7%

		30	30	60
	Número	30	30	60
Total	% de falha da fístula	50.0%	50.0%	100%
	% dentro do grupo	100%	100%	100%
	% do total	50.0%	50.0%	100%

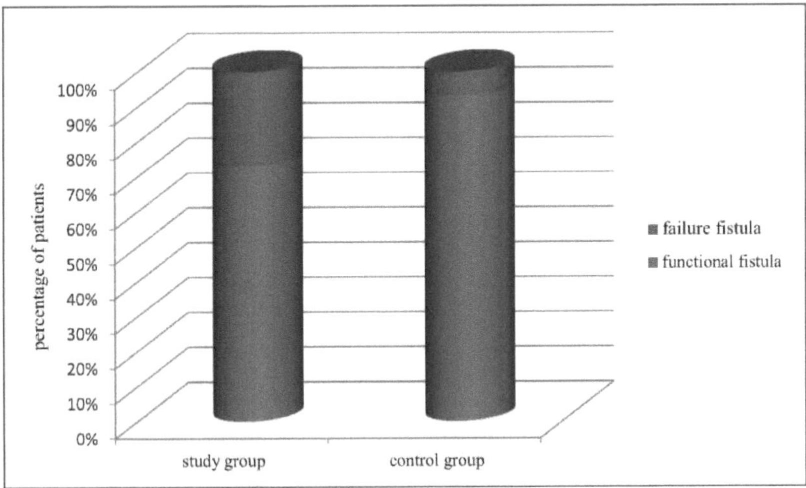

Figura 23. Comparação da falha da fístula entre o grupo de estudo e o grupo de controlo

Verificou-se também uma correlação direta entre o p53 e o cateter da veia central, o que significa que os doentes estavam a fazer diálise por CVC, antes da colocação da fístula. Foram encontradas diferenças estatisticamente significativas na correlação com os dois grupos em conjunto, p=0,011, e na correlação com o grupo de controlo, p=0,015. No entanto, não se registou qualquer diferença estatisticamente significativa na correlação com o grupo de estudo, p=0,266.

Capítulo 6

6. DISCUSSÃO

6.1. Procedimentos clínicos e caraterísticas dos doentes

Atualmente, o número de doentes com doença renal em fase terminal está em constante crescimento. Ao realizar o acesso vascular, o cirurgião deve saber que nada menos que a perfeição é aceitável (52,53,92,96).

Considerando o facto de ainda não ter sido feita qualquer investigação sobre as veias dos membros superiores, a única forma de obter resultados foi estudar as veias que são utilizadas para o acesso à hemodiálise. O nosso interesse foi investigar a apoptose destas veias.

Tanto quanto é do nosso conhecimento, não existem estudos publicados que tenham avaliado a apoptose das veias das extremidades superiores, ou em doentes que serão submetidos a cirurgia de fístulas arteriovenosas para acesso à hemodiálise (13,31,39,124).

A morte celular é importante tanto para o desenvolvimento como para a homeostase dos tecidos no adulto. As anomalias no controlo da morte celular contribuem para uma série de doenças, como a aterosclerose, a formação de aneurismas, as cardiomiopatias isquémicas, o enfarte, as varizes, os tumores, etc. (125,126,127). Numerosos estudos relataram a apoptose na placa aterosclerótica, na veia varicosa, no enxerto de veia safena ocluído, nos miócitos, etc. (14,38,124,128).

Níveis aumentados de apoptose de VSMC são observados em placas ateroscleróticas maduras em comparação com vasos de controlo, e em angina instável em comparação com angina estável (39,124). Anteriormente, vários estudos relataram a apoptose das veias varicosas das extremidades inferiores (25,26,30,31,46,48,125,126,129,130).

Como a nossa clínica é um centro de referência na região, colocamos todos os acessos arteriovenosos para hemodiálise. Nós mesmos realizamos a US Doppler arterial e venosa.

Ainda existem algumas dificuldades na gestão do acesso vascular, na sua criação e no tratamento de todas as suas complicações. Nos doentes com problemas graves de acesso, é necessário determinar a patência das artérias e veias centrais através de arteriografia ou venografia. A redução dos factores que agravam a estenose levará a uma redução da taxa de insucesso da fístula (77,80,81,94,96,116).

O nosso estudo foi efectuado em doentes a quem foi colocada, pela primeira vez, uma fístula arteriovenosa para acesso à hemodiálise. Esses mesmos pacientes foram acompanhados durante um ano, para avaliar a função dessa fístula.

No presente estudo, a idade mediana do grupo I foi de 63,50 anos e a distribuição entre homens e mulheres foi de 18/12. Este resultado não difere do grupo II, que envolveu pacientes com idade mediana de 63,00 anos, e com uma relação homem/mulher de 20/10. O estudo de Simovart et al. revelou que nas veias varicosas a apoptose das CEs e SMCs aumentava com o avançar da idade. Urbanek et al. descreveram um aumento do índice apoptótico nos meios das veias varicosas de pacientes com menos de 50 anos, mas não nos pacientes mais velhos (30,46,51,124).

Quando se trata da questão do acesso vascular em doentes diabéticos, a referenciação tardia tem um impacto especial na diabetes, uma vez que é opinião comum que a diálise deve ser iniciada mais cedo nestes doentes. Não foi possível detetar qualquer diferença significativa entre os grupos, no que respeita à diabetes como comorbilidade. Todos os nossos doentes estavam a fazer insulinoterapia, o que está de acordo com o facto de terem sido referenciados tardiamente. Assim, os profissionais devem ser alertados para o seu papel fundamental no encaminhamento atempado dos doentes diabéticos com nefropatia para o nefrologista. A preservação das veias, desde o início da insuficiência renal, é outra regra que deve ser rigorosamente cumprida pelos profissionais de saúde: muitas vezes as veias do antebraço são repetidamente canuladas para infusões e colheitas de sangue em candidatos a hemodiálise (69,73,76,100,105,123). Sedlacek et al. observaram taxas de maturação de fístulas semelhantes em doentes diabéticos e não diabéticos (55,94).

Também em termos de outras doenças associadas, tais como hipertensão, doença hematológica, cerebrovascular, pulmonar, reumatológica e cancro, não se observou diferença estatística em relação aos dois grupos.

Os doentes em hemodiálise crónica correm um risco elevado de infeção porque o processo de hemodiálise requer acesso vascular durante períodos prolongados. Num ambiente em que vários doentes fazem diálise, existem várias oportunidades para a transmissão de infecções, quer de pessoa para pessoa, quer direta ou indiretamente através de dispositivos, equipamento, superfícies ambientais ou mãos do pessoal contaminados (84,105,109,131). No nosso estudo, observámos um número muito reduzido de doentes com HBsAg positivo (dois doentes no grupo I; dois doentes no grupo 2) e HCV positivo (um doente no grupo 1; dois doentes no grupo II). Entretanto, nenhum doente era seropositivo. Também confirma o facto de os doentes da nossa investigação terem acabado de começar ou ainda não estarem a fazer diálise, porque o estudo incluiu apenas os doentes que tinham colocado uma fístula arteriovenosa pela primeira vez. Em nosso estudo, havia 19 pacientes no grupo I e 20 pacientes no grupo II, que no momento da entrada no estudo estavam fazendo hemodiálise através do cateter venoso central. Não encontrámos diferenças estatisticamente significativas entre os grupos no que diz respeito ao número de cateteres colocados e à veia em que o cateter foi colocado. Em menor número de casos, o cateter foi colocado na veia subclávia (dois doentes em 19 com CVC, no grupo I; três doentes em 19 com CVC, no grupo II). Este facto é consistente com os dados da literatura, no sentido de colocar o CVC o menos possível na veia subclávia, de modo a que uma eventual trombose da veia subclávia possa comprometer a fístula colocada nessa zona. A avaliação das veias por ultrassonografia duplex é frequentemente utilizada antes da colocação de uma fístula arteriovenosa para hemodiálise. A determinação exacta do diâmetro venoso é importante, pois foi demonstrado que este parâmetro está correlacionado com a patência da FAV a longo prazo. Smith et al. mostraram que as diretrizes actuais sugerem um diâmetro mínimo de 2 mm para a artéria radial e um diâmetro mínimo de 2 mm para a veia cefálica para uma colocação bem sucedida da FAV no pulso. Essas medidas foram evidenciadas por meta-análises que demonstraram diferenças significativas nas taxas de sucesso da fístula entre diâmetros >2,0 e <2,0 mm (70,86,94,101,122,132). Em estudo anterior, verificou-se que o único parâmetro que afeta o tempo de maturação da fístula braquiobasílica é o diâmetro da veia. Fístulas AV utilizando veias basílicas com diâmetros maiores que 3mm podem ser utilizadas para hemodiálise em curto prazo (90,103,118).

Van der Veer et al. mostraram que se estimava que menos de metade dos doentes recebiam imagens de diagnóstico de rotina do vaso antes da criação do acesso. Como razões potenciais, sugeriram o ceticismo entre os cirurgiões vasculares relativamente aos benefícios da imagiologia, o acesso limitado a equipamento e conhecimentos especializados e a falta de reembolso. Por outro lado, alguns outros relatórios observaram que, usando apenas o exame físico pré-operatório, apenas uma pequena proporção de pacientes (0 a 34%) recebeu uma fístula, em vez de um enxerto. Após a introdução do mapeamento vascular pré-operatório de rotina, a proporção de pacientes que receberam fístulas aumentou para 63 a 100% (55,78,133). Os diâmetros dos vasos no nosso estudo estavam geralmente bem acima dos diâmetros mínimos amplamente recomendados para artérias e veias de 2,0 e 2,5 mm, respetivamente. Nenhum dos grupos apresentou complicações cirúrgicas ou trombose no pós-operatório imediato. No presente estudo, estimamos a condição da artéria e da veia, no pré e no intra-operatório, e não encontramos diferença significativa nos resultados obtidos na comparação entre os dois grupos.

6.2. Apoptose nos vasos sanguíneos

Os estudos anteriores sobre a apoptose nos vasos sanguíneos eram frequentemente opostos. Isner et al. realizaram estudos de coloração imunohistoquímica em amostras retiradas de doentes submetidos a aterectomia direcional para lesões ateroscleróticas primárias ou estreitamento arterial recorrente após revascularização percutânea ou reestenose. Documentaram que as amostras retiradas de doentes com reestenose continham mais frequentemente focos de apoptose do que as amostras retiradas de doentes com lesões ateroscleróticas primárias (40,43). Ducasse et al, estudaram um grupo de doentes que tinham sido previamente submetidos a cirurgia de varizes, que preservou o tronco da safena. Os achados nesse grupo foram idênticos aos encontrados em pacientes com varizes primárias. Sugerem que a apoptose anormal é irreversível quando atinge o sistema venoso (26,125). Além disso, um estudo anterior concluiu que a apoptose de CEs e SMCs nas paredes das veias varicosas pode ser regulada de forma diferente ou essas células reagem de forma diferente aos estímulos apoptóticos (51). A apoptose tem sido verificada em várias doenças cardiovasculares, como a displasia arritmogénica do ventrículo direito, o enfarte agudo do miocárdio e a insuficiência cardíaca congestiva (14,124,128,134).

Estudos recentes sobre a apoptose no sistema cardiovascular resultam da esperança de que a compreensão do mecanismo da apoptose nos miócitos cardíacos possa fornecer novas estratégias para prevenir a perda de miócitos nos principais estados de doença cardíaca, como a doença cardíaca isquémica e a insuficiência cardíaca congestiva (19,135). A apoptose devida ao mecanismo imunitário pode ser uma das principais causas de miocardite. Durante a cirurgia cardíaca com bypass cardiopulmonar, o stress mecânico e a hipotermia também induzem apoptose miocárdica (14). Deblois et al. propuseram que a hiperplasia cardiovascular pode ser revertida através da indução terapêutica da apoptose com drogas seguras e já utilizadas na clínica (124,134). Também Kovacevic et al. concluíram que se a morte celular apoptótica contribui significativamente para a expansão e rutura do aneurisma da aorta abdominal, a hipótese é que um tratamento médico antiapoptótico agressivo com doses elevadas de fármacos apropriados poderia diminuir o índice apoptótico das células musculares lisas, reduzir a expansão do aneurisma e prevenir a rutura (38). Além disso, a oclusão de enxertos de veia safena é um grande problema após a cirurgia de revascularização do miocárdio. Estudos anteriores mostraram que a doença do enxerto venoso, uma forma acelerada de aterosclerose, partilha mecanismos etiológicos com a reestenose após angioplastia. Estes dados poderão abrir novas estratégias terapêuticas com o objetivo de melhorar a sobrevivência das SMC, aumentando assim a estabilidade da placa e reduzindo as taxas de oclusão dos enxertos venosos (42,136). A maioria dos estudos histopatológicos descreve a hiperplasia intimal e a aterosclerose acelerada nos enxertos venosos como a razão da oclusão (136). Estudos recentes sugerem que, no contexto cardiovascular, a apoptose é um dos muitos processos controlados pelas estatinas, porque se pensa que estas estabilizam as placas e ajudam a prevenir o desenvolvimento de síndromes coronárias agudas desencadeadas pela rutura da placa. A degradação e a rutura da placa parecem estar relacionadas com a apoptose das SMC (38,42,124).

Não existe um marcador apoptótico totalmente específico que detecte exclusivamente células apoptóticas, pelo que deve ser sempre utilizada uma combinação de técnicas para detetar a apoptose. O método de coloração TUNEL é atualmente o marcador de apoptose mais utilizado nos cardiomiócitos. Um ponto fraco deste método é que a fragmentação do DNA não é 100% específica para o tipo apoptótico de morte celular (5,20,42). Em muitas secções do miocárdio publicadas com coloração TUNEL positiva, as células apoptóticas e os núcleos exibem uma morfologia surpreendentemente normal e apenas alguns relatórios fornecem evidências de alterações ultra-estruturais, tais como condensação da cromatina, fragmentação nuclear, formação de corpos apoptóticos e fagocitose de restos celulares (135). Todos estes factos aumentaram as dúvidas de que a evidência de apoptose baseada apenas na coloração TUNEL e mesmo na ligação de ADN pode não ser suficiente para provar a morte celular apoptótica. Os danos no ADN não são uma caraterística exclusiva da apoptose, mas podem ocorrer na necrose, durante a reparação de ADN reversivelmente danificado e na autólise post-mortem (23,42). Estudos anteriores para análise imuno-histoquímica da apoptose em veias varicosas e enxertos venosos trombosados, exceto o método TUNEL, utilizaram para localizar a expressão de Bax, caspase 3, caspase 8, caspase 9, Bcl-2, Bcl-xs, Bcl-6, Ki-67, Bcl-6, p53, DNA laddering, Annexin V, Elisa, Western blot (5,26,30,42,48,129,130).

Neste estudo, selecionámos a medição de Bax como promotor de apoptose, Bcl-2 como marcador antiapoptótico, caspase 3 como parte da fase de execução da apoptose e p53 para avaliar o seu papel na apoptose das veias das extremidades superiores.

O processo foi observado nas diferentes camadas da parede da veia, sendo a manifestação mais proeminente na média da veia cefálica utilizada para a FAV.

A Bax expressa atividade pró-apoptótica e, neste estudo, estava significativamente aumentada no grupo de veias previamente puncionadas. Os nossos resultados são compatíveis, em parte, com os de Urbanek et al. que mostraram um aumento da Bax na parte distal da veia varicosa, mas são opostos aos achados de Ascher et al. que demonstraram que a imunorreatividade para a Bax é significativamente maior nas veias normais (30,129,137). Eles mostraram ausência total de imunopositividade para Bax na adventícia de todas as amostras de veias varicosas. Este facto contrasta com os achados na média e na íntima. A entrada das SMCs na via apoptótica é regulada pela Bax, que está desregulada nas veias varicosas em comparação com as veias saudáveis (125,129). No estudo de Ducasse et al., as veias varicosas continham menos células Bax positivas do que as veias saudáveis (26,125). Por outro lado, no estudo de Filis et al., um dos principais resultados foi o aumento da expressão de Bax nas veias varicosas em comparação com as veias normais (48). Além disso, Simovart et al. mostraram níveis mais baixos de Bax na íntima e na média das veias varicosas de pacientes com mais de 50 anos de idade, o que poderia ser explicado por mudanças na sensibilidade das células à apoptose causadas pelo envelhecimento, ou por sinalização alterada durante o estágio avançado da patologia (51). Hayakawa et al. relataram que a expressão da proteína Bax estava aumentada de acordo com a progressão da aterosclerose, enquanto a expressão de Bcl-2 não foi observada. Existe uma discrepância na literatura relativamente à expressão de Bcl-2 nas SMC mediais humanas (2).

Nossos resultados são compatíveis com os achados de Isner et al, no que se refere à evidência imunohistoquímica da proteína Bcl-2. O Bcl-2 foi identificado em cortes de veias não puncionadas, com diferença significativa (p<0,001), quando comparado com veias previamente puncionadas. Este achado é semelhante ao estudo de Isner et al. em secções de controlo de tecidos vasculares normais excisados intraoperatoriamente, incluindo a artéria mamária interna e a veia safena (43). Alguns investigadores relataram uma falta de imunopositividade para Bcl-2 em lesões ateroscleróticas dos tipos primário e reestenótico (43,137).

Filis et al., bem como Ascher et al., não conseguiram detetar a expressão de Bcl-2 nas veias varicosas e concluíram que tal se deve talvez à falta de especificidade do anticorpo utilizado para os tipos de células no tecido venoso. Ascher et al. mostraram que a morte celular programada é inibida nas veias varicosas (48,129,137). Ducasse et al. não encontraram diferenças significativas para as proteínas Bcl-2 em doentes com varizes e em controlos (26,125).

Foi demonstrado que o supressor de tumores p53 induz apoptose quando sobreexpresso em algumas células de cultura (42,48). Tradicionalmente, a p53 tem sido descrita como uma proteína nuclear, mas alguns estudos recentes indicam um novo papel para a p53 no citoplasma e especificamente na mitocôndria. Hammond et al. descobriram que a sobreexpressão da p53 é uma resposta à hipoxia. Com base nos seus dados, Filis et al. examinaram o p53 no seu estudo sobre a apoptose nas veias varicosas, a fim de investigar uma possível ligação entre a baixa tensão de oxigénio, observada na doença das veias varicosas, e a sobreexpressão do p53 como resposta à hipoxia (48,138). Não dispomos de dados sobre a hipóxia nas veias após a punção venosa. Este problema deve ser mais explorado no futuro.

No presente estudo, não foi possível detetar qualquer diferença na imunopositividade do p53 entre os grupos I e II. No entanto, um estudo anterior observou que a imunopositividade para o p53 foi de facto reconhecida num subconjunto de lesões reestenóticas, incluindo as que apresentavam apoptose. Foi identificada em amostras de aterectomia retiradas de lesões reestenóticas, mas não de lesões primárias (43,124). No estudo de Bartels et al., o proto-oncogene p53 foi detectado exclusivamente em enxertos venosos ocluídos (42). Filis et al., no seu estudo sobre a apoptose nas veias varicosas, encontraram a expressão do p53 apenas na VSM tributária e distal do grupo de controlo, que consistia em doentes com VSM saudáveis, utilizadas para enxertos de bypass em cirurgia cardíaca aberta. Urbanek et al. também encontraram um aumento da expressão de p53 na VSM distal em pacientes jovens. Eles sugeriram que os pacientes idosos apresentam maiores alterações estruturais na parede da veia e, portanto, a expressão do p53 não é evidente (30,48). Jacob et al., no seu estudo, indicaram uma expressão aumentada de p53 nos núcleos das células do músculo liso vascular na média das artérias carótidas de ratos lesionados, em comparação com os controlos (139).

Estudos anteriores demonstraram que a ativação e a clivagem de polipeptídeos celulares específicos, denominados caspases, desempenham papéis críticos na iniciação e execução da apoptose (13,23,35,46,48,124). Neste estudo, observámos uma maior expressão da caspase 3 no grupo I em comparação com o grupo II, com uma diferença estatisticamente significativa (p<0,001). Filis et al. observaram uma diferença significativa na imunopositividade da caspase 3 entre o grupo das varizes e o grupo de controlo. Isto sugere um estado apoptótico ativo nas veias varicosas (48).

6.3. Falha da fístula

Smith et al. demonstraram que a colocação da FAV antes do início da diálise pode permitir a maturação num ambiente bioquímico preferível ao existente após o início da diálise. A uremia e a própria diálise estão associadas a um aumento do nível de stress oxidativo, precipitando a disfunção endotelial, a hiperplasia neointimal e a estenose da FAV. Amostras da veia braquial obtidas durante a colocação do acesso em 15 pacientes urémicos mostraram larguras intimal e medial significativamente maiores em pacientes que tinham recebido >6 meses de diálise em comparação com aqueles que tinham recebido <6 meses de tratamento (86).

O ambiente inflamatório nos doentes em HD tem sido atribuído à remoção incompleta das toxinas urémicas que promovem as reacções inflamatórias, mas também ao próprio procedimento de HD. Atamaniuk et al. descobriram que o cfDNA libertado das células sanguíneas pela apoptose em curso está abundantemente presente no plasma de doentes em HD. Eles mostraram que o plasma de pacientes em HD imitava a capacidade do cfDNA de induzir IL-6 em monócitos humanos, indicando que esse processo pode contribuir para o ambiente pró-inflamatório observado em pacientes em HD (3,60,65).

A hiperplasia neointimal e a dilatação deficiente são factores importantes que contribuem para a falência da fístula arteriovenosa. A dilatação da veia após arterializações faz parte de um processo fisiológico de maturação da FAV, o que torna possível a canulação recorrente para diálise. A hiperplasia neointimal resulta da proliferação de células musculares lisas combinada com a deposição de matriz. Há evidências de que o trauma cirúrgico e a alteração da hemodinâmica estão associados à lesão endotelial e das CME (40,41,91,103,119). Esta foi a razão pela qual recolhemos uma amostra de veia, com muito cuidado, sem dilatação prévia. Langer et al. no seu estudo presumiram que foi o ambiente urémico e não os efeitos indirectos que causaram a exacerbação da hiperplasia neointimal e calcificação dentro da FAV (45).

No presente estudo, observámos uma diferença significativa na imunopositividade da caspase 3 e da Bax entre o grupo I e o grupo II. Este achado sugere um estado apoptótico ativo nas veias previamente puncionadas. E, como resultado dessa atividade apoptótica aumentada, acreditamos que vem daí o maior insucesso das fístulas nos pacientes com veias nativas previamente puncionadas (26,7% vs 6,7%) com uma diferença significativa (p=0,038). No entanto, mesmo com esse achado, não podemos concluir que a apoptose seja a principal causa de insucesso da fístula. Nossos resultados suportam a hipótese de que a apoptose pode se correlacionar positivamente com a punção venosa prévia e o insucesso da fístula arteriovenosa. As limitações do nosso estudo são o pequeno número de pacientes. A associação que encontramos entre veias previamente puncionadas e apoptose, indica o papel que a punção venosa desempenha no desenvolvimento da apoptose, mas não indica o papel que a apoptose em si desempenha na falha da VFA, após sua punção para hemodiálise. São necessárias mais pesquisas para investigar este ponto.

Além disso, encontrámos uma correlação direta entre o p53 e o CVC, ou seja, os doentes que estavam a fazer diálise por CVC antes da colocação da fístula. Foram encontradas diferenças estatisticamente significativas na correlação com os dois grupos em conjunto, p=0,011, e na correlação com o grupo de controlo, p=0,015. No entanto, não houve diferença estatisticamente significativa na correlação com o grupo de estudo, p=0,266. Uma vez que a nossa amostra era pequena, este facto ainda tem de ser mais explorado.

Estamos a meio de mudanças fundamentais na forma como abordamos o problema clínico da disfunção do acesso vascular em hemodiálise. O objetivo desta última secção é resumir o ponto em que nos encontramos e fazer sugestões para futuros avanços científicos neste domínio (119).

No futuro, estamos interessados em continuar o estudo sobre as FAV trombosadas, considerando que talvez um evento trombótico agudo na fase pós-operatória precoce forme a base para uma oclusão total e irreversível da veia. Além disso, será muito interessante investigar se a uremia de longa duração e a hipotensão durante ou após a hemodiálise são uma das razões para a ocorrência de fístulas AV trombosadas. Isto também ajudará a definir potenciais alvos para intervenção futura.

CONCLUSÕES

- Não observámos diferenças significativas entre o grupo de estudo e o grupo de controlo, em termos de idade, sexo e comorbilidades, antes da colocação da FAV.
- Este estudo fornece evidências de que as veias nativas previamente puncionadas utilizadas para acesso à hemodiálise exibem uma maior atividade apoptótica, através do aumento da caspase 3 e da Bax, em comparação com as veias não puncionadas.
- Verificámos uma diminuição significativa de Bcl-2, um marcador antiapoptótico, no grupo de estudo, em comparação com o grupo de controlo.
- Os nossos resultados não corroboram o aumento da expressão de p53 no grupo de estudo em comparação com o grupo de controlo.
- Este estudo encontrou uma diferença significativa de p53 entre pacientes que estavam em diálise antes da colocação da FAV, que estavam em hemodiálise através de cateter venoso central, e pacientes que não estavam em diálise antes da colocação da fístula, em ambos os grupos. Foi encontrada uma diferença significativa em ambos os grupos em conjunto e separadamente no grupo de controlo, mas não separadamente no grupo de estudo. Esta é uma informação muito útil para investigar mais sobre este ponto.
- Os achados apoptóticos positivos não estavam relacionados com a idade, o sexo ou as comorbilidades do doente.
- Os doentes com um aumento da apoptose apresentaram um aumento da falha da fístula, sugerindo uma associação entre a apoptose e a falha da fístula.
- A associação que encontrámos entre a apoptose e a falha da fístula indica o papel que a apoptose desempenha na função da fístula.
- Os nossos resultados sugerem que a apoptose pode desempenhar um papel na falência da fístula, mas não podemos concluir que a apoptose seja a principal causa da falência da fístula. São necessários mais estudos para investigar este ponto.

REFERÊNCIAS

E Elmore S. Apoptosis: Uma revisão da morte celular programada. Toxicol Pathol 2007; 35:495516.

E Hayakawa Y, Takemura G, Misao J et al. Apoptose e sobre-expressão da proteína bax e do mRNA bax em células musculares lisas na hiperplasia intimal de artérias radiais humanas: análise com fístulas arteriovenosas utilizadas para hemodiálise. Arterioscler Thromb Vasc Biol 1999; 19:2066-77.

E Sanz AB, Santamaria B, Ruiz-Ortega M, Egido J, Ortiz A. Mechanisms of renal apoptosis in health and disease. J Am Soc Nephrol 2008; 19:1634-42.

E Bjorkerud S, Bjorkerud B. A apoptose é abundante nas lesões ateroscleróticas humanas, especialmente nas células inflamatórias (macrófagos e células T), e pode contribuir para a acumulação de papa e para a instabilidade da placa. Am J Pathol 1996; 149:367-80.

E Krijnen PA, Nijmeijer R, Meijer CJ et al. Apoptosis in myocardial ischaemia and infarction. J Clin Pathol 2002; 55:801-11.

E Czerski L, Nunez G. Formação de apoptossomas e ativação de caspases: é diferente no coração? J Mol Cell Cardiol 2014; 37:643-652.

E Ferencic Z. Apoptose em patologia toxicológica. Ata Med Croatica 2009; 63:33-6.

E Tsujimoto Y. Role of Bcl-2 family proteins in apoptosis: apoptosomes or mitochondria? Genes Células 1998; 3:697-707.

Tsujimoto Y, Shimizu S. Bcl-2 family: life-or-death switch. FEBS Lett 2000;466(1):6-10.

Robbins e Cotran. Apoptose. In: Robbins e Cotran. Pathologic Basis of Disease. Elsevier Saunders, 8th edn, Philadelphia 2010, pp39-46.

ll.Mallat Z, Tedgui A. Apoptosis in the vasculature: mechanisms and functional importância. Br J Pharmacol 2000; 130:947-962.

Majno G, Joris I. Apoptose, oncose e necrose. Uma visão geral da morte celular. Am J Pathol 1995; 146:3-15.

Saraste A. Critérios morfológicos e deteção de apoptose. Herz 1999; 24:189-95.

Kovacevic M, Simic O, Jonjic N, Stifter S. Apoptose e circulação extracorpórea. J CardSurg 2007; 22:129-34.

Robbins e Cotran. Apoptose. In: Robbins e Cotran. Pathologic Basis of disease. Saunders, 8th edn, 2010, p27.

Kumar V, Abbas A, Fausto N. Cellular Adaptations, Cell Injury, and Cell Death (Adaptações celulares, lesões celulares e morte celular). In: Kumar V, Abbas A, Fausto N. Robbins and Cotran Pathologic Basis of Disease. Elsevier Saunders, Philadelphia2010, pp13-22.

Leszczynski D, Zhao Y, Luokkamaki M, Foeght M. Apoptose de células do músculo liso vascular. A proteína quinase C e a oncoproteína Bcl-2 estão envolvidas na regulação da apoptose em células musculares lisas vasculares de rato não transformadas. Am J Pathol 1995; 145:1265-70.

Antonsson B, Martinou JC. A família de proteínas Bcl-2. Exp Cell Res 2000; 256:50-57.

Bialik Sh, Cryns VL, Drincic A, Miyata S et al. A via apoptótica mitocondrial é activada pela privação de soro e glucose em miócitos cardíacos. Circ Res 1999; 85:403414.

Wu ZK, Laurikka J, Saraste A et al. Cardiomyocyte apoptosis and ischemic preconditioning in open heart operations. Ann Thorac Surg 2003; 76:528-34.

Pecina-Slaus N. Genetic and molecular insights into apoptosis. Ata Med Croatica 2009; 63:13-9.

Raffetto J. Insuficiência venosa crónica: anomalias moleculares e formação de úlceras.

In: Bergan J, Bunke-Paquette. O livro das veias. Oxford University Press, Nova Iorque 2014. pp58-67.

Saraste A, Pulkki K. Morphologic and biochemical hallmarks of apoptosis. Cardiovasc Res 2000; 45:528-537.

Kumar V, Abbas A, Fausto N, Aster J. Cellular Responses to Stress and Toxic Insults: Adaptation, Injury, and Death. In: Kumar V, Abbas A, Fausto N. Robbins e Cotran Pathologic Basis ofDisease. Elsevier Saunders, Philadelphia 2010. pp39-46.

Belicza M. Avaliação do índice apoptótico determinado morfologicamente. Ata Med Croatica 2009; 63:3-12.

Ducasse E, Giannakakis K, Speziale F et al. Associação de veias varicosas primárias com apoptose desregulada da parede venosa. Eur J Vasc Endovasc Surg 2008; 35:224-229.

Miyashita T, Reed JC. O supressor de tumores p53 é um ativador transcricional direto do gene humanbax. Cell 1995; 80:293-299.

Kruse JPh, Gu W. Modos de regulação do p53. Célula 2009; 137:609-622.

Kruslin B. Apoptose nos processos patológicos da próstata. Ata Med Croatica 2009; 63:4952.

Urbanek T, Skop B, Wiaderkiewicz R et al. Smooth muscle cell apoptosis in primary varicose veins. Eur J Vasc Endovasc Surg 2004; 28:600-611.

Urbanek T, Skop B, Ziaja K et al. Patologia da junção safeno-femoral, mecanismo molecular da incompetência da veia safena. Clin Appl Thromb Hemost 2004; 10:311-321.

Hawes D, Shi ShR, Dabbs D, Taylor C, Cote R. Immunohistochemistry. In: Weidner, Cote, Suster, Weiss. Modern Surgical Pathology (Patologia Cirúrgica Moderna). Elsevier Saunders, Philadelphia 2009. pp48-52.

Filis K, Kavantzas N, Dalainas I et al. Avaliação da apoptose na doença venosa varicosa complicada por trombose venosa superficial. Vasa 2014; 43:252-9.

McIlwain DR, Berger Th, Mak TW. Funções da caspase na morte celular e na doença. Cold Spring Harb Perspect Biol 2015; 5: a008656

Porter A, Janicke R. Emerging roles of caspase-3 in apoptosis. Cell Death Differ 1999; 6:99-104.

Loreto C, Almeida LE, Migliore MR, Caltabiano M, Leonardi R. Apoptose dependente de TRAIL, DR5 e caspase 3 em vasos do disco da articulação temporomandibular humana doente. Um estudo imunohistoquímico. Eur J Histochem 2010; 54:40.

S.S.M. Rensen, P.A.F.M. Doevendans, G.J.J.M. van Eys. Regulação e caraterísticas da diversidade fenotípica das células musculares lisas vasculares. Neth Heart J 2007; 15:100-108.

Kovacevic M, Jonjic N, Stalekar H, Zaputovic L, Stifter S, Vitezic D. Morte celular apoptótica e rutura do aneurisma da aorta abdominal. Med Hypotheses 2010; 74:908-10.

Clarke M, Bennett M, Littlewood T. Cell death in the cardiovascular system (Morte celular no sistema cardiovascular). Heart 2007; 93:659-664.

Ross R. The pathogenesis of atherosclerosis: a perspective for the 1990s. Nature 1993;362:801-809.

Swirski F, Nahrendorf M. As células do músculo liso vascular diferenciam-se em macrófagos nas lesões ateroscleróticas. Circ Res 2014; 115:605-606.

Bartels C, Malisius R, Sayk F et al. Accelerated smooth muscle cell apoptosis in ocluded aorto-coronary saphenous vein graft. Int J Angiol 2001; 10:237-240.

Isner JM, Kearney M, Bortman S, Passeri J. Apoptosis in human atherosclerosis and restenosis. Circulation 1995; 91:2703-2711.

Mayr U, Mayr M, Li C et al. Loss of p53 accelerates neointimal lesions of vein bypass grafts in mice. Circ Res 2002; 90:197-204.

Langer S, Kokozidou M, Heiss C et al. A doença renal crónica agrava os danos da fístula arteriovenosa em ratos. Kidney Int 2010; 78:1312-1321.

Urbanek T. Apoptose e regulação do ciclo celular na parede da veia - novos elementos relacionados com a ocorrência de varizes. Phlebolymphology 2005; 49:403-410.

Bastos AN, Alves MM, Monte-Alto-Costa A et al. Deteção de actina do músculo liso, fibrilina-1, apoptose e proliferação em veias varicosas primárias dos membros inferiores de mulheres. Int Angiol 2011;30:262-267.

Filis K, Kavantzasb N, Isopoulosa T et al. O aumento da apoptose da parede venosa na doença varicosa está relacionado com a hipertensão venosa. Eur J Vasc Endovasc Surg 2011; 41:533-539.

Bujan J, Jimenez-Cossio JA, Jurado F et al. Avaliação do componente de células musculares lisas e apoptose na parede da veia varicosa. Histopathol 2000; 15:745-752.

Simovart HE, Aunapuu M, Lieberg J, Roosaar P, Arend A. Age-related changes in apoptosis and expressions of intercellular adhesion molecule-1 and vascular endothelial growth fator recetor type 2 in the wall of varicose veins. Int Angiol 2010; 29:507-513.

Simovart HE, Arend A, Lieberg J, Aunapuu M. Associações de NF-kappaB e Bax com apoptose em veias varicosas de mulheres de diferentes faixas etárias. Int J Vasc Med 2011; 1-7. Artigo ID 639720, 7 páginas http://dx.doi.org/10.1155/2011/639720.

Szczech L, Harmon W, Hostetter Th et al. Dia Mundial do Rim 2009: Problemas e desafios na epidemia emergente de doença renal. J Am Soc Nephrol 2009; 20:453455.

Denker B, Chertow G, Owen W. Hemodiálise. In: Brenner B Ed. The Kidney. W.B. Saunders Company, Philadelphia 2000. pp373-2457.

Langer S, Paulus N, Koeppel TA et al. Remodelação cardiovascular durante a maturação da fístula arteriovenosa num modelo de uremia em roedores. J Vasc Access 2011; 12(3):215-23.

Allon M, Robbin ML. Aumento das fístulas arteriovenosas em pacientes em hemodiálise: problemas e soluções. Kidney Int 2002; 62:1109-1124.

Wylie E, Stoney R, Ehrenfeld W, Effeney D. Hemodialysis Access. In: Wylie E, Stoney R, Ehrenfeld W, Effeney D. Manual of Vascular Surgery. Springer-Verlag, Nova Iorque 1986.pp312-320.

Gelabert HA, Freischlag JA. Hemodialysis access. In: Rutherford R. Vascular Surgery. W.B. Saunders Company, Philadelphia 2000. pp1466-1476.

Davidson I. O doente com doença renal em fase terminal em relação à diálise. In: Acesso para Diálise: Surgical and Radiologic Procedures, 2nd Edition. Landes Bioscience, Texas 2002.pp1-10.

Musial K, Zwolinska D. Novos marcadores de apoptose em crianças em diálise crónica. Apoptose2013; 18:77-84.

Atamaniuk J, Kopecky C, Skoupy S et al.Apoptotic cell-free DNA promotes inflammation in haemodialysis patients. Nephrol Dial Transplant 2012; 27:902-905.

Carracedo J, Ramirez R, Madueno JA et al. Cell apoptosis and hemodialysis-induced inflammation. Kidney Int 2002; 61:89-93.

Galli F, Ghibelli L, Buoncnstiani U et al. Mononuclear leukocyte apoptosis in haemodialysis patients: the role of cell thiols and vitamin E. Nephrol Dial Transplant 2003; 18:1592-1600.

Boccellino M, La Porta R, Coppola M et al. O fluido de diálise peritoneal ativa a sinalização de cálcio e a apoptose nas células mesoteliais. Apoptose 2013; 18:43-56.

Wu CC, Liao TN, Lu KC et al. Os marcadores apoptóticos em linfócitos e monócitos não são alterados durante sessões únicas de hemodiálise utilizando membranas de celulose regenerada ou de polissulfona. ClinNephrol 2005; 64:198-204.

Majewska E, Baj Z, Sulowska Z, Rysz J, Luciak M. Effects of uraemia and haemodialysis on neutrophil apoptosis and expression of apoptosis-related proteins. Nephrol Dial Transplant 2003; 18:2582-2588.

Bergamini TM, Taber SW, Hoch JR. Acesso venoso de longa duração. In: Rutherford

R. Vascular Surgery. W.B. Saunders Company, Philadelphia 2000. pp1487-1492.

Pansky B. Extremidade superior. Em: Pansky B, ed. Review of gross anatomy. McGraw Hill, 6th edn 1996; pp231-324.

Wellen J, Shenoy S. Ultrassom no acesso vascular. Em: Acesso Vascular: Principles and Practise. Wilson SE, ed. Philadelphia, PA: Lippincott Williams&Wilkins, 5th edn, 2009; pp234-242.

Shenoy S. Anatomia cirúrgica do braço: o que é necessário para o aplainamento da FAV. J Vase Access 2009; 10:223-232.

Chin EE, Zimmerman PT, Grant EG. Avaliação ultra-sonográfica da trombose venosa profunda da extremidade superior. J Ultrasound Med 2005; 24:829-838.

Brkljacic B. Doplerski pregled perifernih arterija. In: Brkljacic B. Vaskularni ultrazvuk. Medicinska naklada, Zagreb 2010; pp106-109.

Brkljacic B. Doplerski pregled perifernih vena. In: Brkljacic B. Vaskularni ultrazvuk. Medicinska naklada, Zagreb 2010;pp147-151.

Bonnuchi D, Cappelli G, Albertazzi A. Qual é o acesso vascular preferido em doentes diabéticos. Nephrol Dial Transplant 2002; 17:20-22.

Chan Ph. Células musculares lisas vasculares: estrutura e função. In: Fitridge R, Thomson M. Mechanism ofVascular Disease. Cambridge University Press, Nova Iorque 2006;14-22.

Moore Kl. Membro superior. In: Moore KL, Dalley AF et al. Clinically oriented anatomy. Lippincott, Williams and Wilkins, 5th edn, Philadelphia 2006; pp726-88.

Mitchell R, Schoen F. Vasos sanguíneos. In: Kumar V, Abbas A, Fausto N. Robbins e Cotran Pathologic Basis ofDisease. Elsevier Saunders, Philadelphia 2010; pp487-489.

Cooley D, Wukasch D. Shunts de Diálise. In: Cooley D, Wukasch D. Techniques in vascular surgery. W.B. Saunders Company, Philadelphia 1979; pp106-112.

Ascher E, Gade P, Hingorani A et al. Mudanças na prática da cirurgia de angioacesso: impacto do resultado da diálise e recomendações de iniciativas qualitativas. J Vasc Surg 2000; 31:84-92.

Hamilton HC, Foxcroft Dr. Central venous access sites for the prevention of venous thrombosis, stenosis and infection in patients requiring long-term intravenous therapy. Cochrane Database Syst Rev 2007; (3):CD004084.

Konner K, Nonnast-Daniel B, Ritz E. A fístula arteriovenosa. J Am Soc Nephrol 2003; 14:1669-1680.

Beathard GA, Settle S, Shields M. Salvage of the nonfunctioning arteriovenous fistula (Salvamento da fístula arteriovenosa não funcional). Am J Kidney Dis 1999; 33:910-916.

Dixon BS, Novak L, Fangman J. Sobrevivência do acesso vascular de hemodiálise: fístula arteriovenosa nativa do braço. Am J Kidney Dis 2002; pp39:92.

Derakhshanfar A, Gholyat M, Njavesh A, Bahiraii S. Avaliação da frequência das complicações da fístula arteriovenosa em doentes em diálise: um estudo de dois anos num único centro do Irão. Saudi J Kidney Dis Transpl 2009; 20:872-875.

Moncef G. Revisão cirúrgica de fístulas arteriovenosas nativas com falha ou trombose: Uma experiência num único centro. Saudi J Kidney Dis Transpl 2010; 21:258-261.

Sidawy AN, Gray R, Besarab A et al. Normas recomendadas para relatórios sobre acessos arteriovenosos para hemodiálise. J Vasc Surg 2002; 35:603-610.

Smith G, Gohil R, Chetter I. Factores que afectam a patência das fístulas arteriovenosas para acesso à diálise. J Vasc Surg 2012; 55:849-855.

Deneuville M. Infeção de enxertos de PTFE utilizados para criar fístulas arteriovenosas para acesso à hemodiálise. AnnVasc Surg 2000; 14:473-479.

O'Hare AM, Bertenthal D, Walter LC et al. When to refer patients with chronic kidney disease for vascular access surgery: A idade deve ser considerada? Kidney Int 2007; 71:555-561.

Lin PH, Bush RL, Nguyen L et al. Estratégias anastomóticas para melhorar a permeabilidade do acesso à hemodiálise. Eur J Vasc Endovasc Surg 2005; 39:135-42.

Karakayall F, Sevmis S, Basaran C et al. Relação dos achados imagiológicos venosos e arteriais pré-operatórios com os resultados das fístulas de transposição braquio-basílica para hemodiálise: um estudo clínico prospetivo. Eur J Vasc Surg 2008; 35:208-213.

Mizobuchi M, Towler D, Slatopolsky E. Vascular calcification: the killer of patients with chronic kidney disease. J Am Soc Nephrol 2009; 20:1453-1464.

Misanovic V, Jonuzi F, Anic D, Halimic M, Rahmanovic S. Cateter venoso central como abordagem vascular para hemodiálise - as nossas experiências. Mater Sociomed 2015; 27:112113.

Premuzic V, Tomasevic B, Erzen G et al. Cateteres venosos centrais temporários e permanentes para hemodiálise. Ata Med Croatica 2014; 68:167-174.

Sedlacek M, Teodorescu V, Falk A et al. Colocação de acesso para hemodiálise com mapeamento vascular não invasivo pré-operatório: Comparação entre pacientes com e sem diabetes. Am J Kidney Dis 2001; 38:560-564.

Nikeghbalian S, Bananzadeh A, Yarmohammadi H. Difficult vascular access in patients with end-stage renal failure. Transplant Proc 2006; 38:1265-1266.

Pantea S, Bengulescu I. Fístula arterio-venosa de alça lisa. Chirurgia (Bucur) 2014; 109:678-681.

Ferrari G, Talassi E, Baraldi C et al. Um bom acesso vascular permite um tratamento eficaz. G Ital Nefrol 2005; 22:60-69.

Roy-Chaudhury P, Sukhatme VP, Cheung AK. Hemodialysis vascular access dysfunction: a cellular and molecular viewpoint (Disfunção do acesso vascular em hemodiálise: um ponto de vista celular e molecular). J Am Soc Nephrol 2006; 17:1112-1127.

Bia D, Zócalo Y, Armentano R et al. Acesso vascular para hemodiálise. Análise comparativa do comportamento mecânico de vasos nativos e próteses. Nefrologia 2006; 26:587-593.

Ferrari G, Talassi E, Baraldi C, Lambertini D, Tarchini R. Validade do acesso vascular e eficiência do tratamento em hemodiálise. G Ital Nefrol 2003; 20:22-29.

Ferring M, Claridge M, Smith SA, Wilmink T. O ultrassom vascular pré-operatório de rotina melhora a patência e o uso de fístulas arteriovenosas para hemodiálise: um estudo randomizado. Clin J Am Soc Nephrol 2010; 5:2236-2244.

Lockhart ME, Robbin ML, Fineberg NS et al. Medição da veia cefálica antes da criação da fístula no antebraço: a utilização de um torniquete para atingir o limiar do diâmetro venoso aumenta o número de fístulas utilizáveis? J Ultrasound Med 2006; 25:1541-1545.

Banerjee S. Fistula maturation and patency for successful dialysis (Maturação e patência da fístula para uma diálise bem sucedida). Transplante de Diálise 2009; 38:442.

Cifarelli M. Enxerto ou CVC? Um enxerto protético é a melhor escolha. G Ital Nefrol 2009; 26:148-153.

Lacson E, Wang W, Lazarus J, Hakim R. Mudança no acesso vascular e risco de hospitalização em pacientes em hemodiálise de longa duração. Clin J Am Soc Nephrol 2010; 5:1996-2003.

Peck MK, Dusserre N, Zagalski K et al. Novas soluções biológicas para o acesso à hemodiálise. J VascAccess 2011; 12:185-192.

Davidson I. O doente com doença renal em fase terminal em relação à diálise. In: Acesso para Diálise: Surgical and Radiologic Procedures, 2nd Edition. Landes Bioscience, Texas 2002; pp1-10.

Santoro D, Benedetto F, Mondello P et al. Acesso vascular para hemodiálise: perspectivas actuais. Int J Nephrol Ren Dis 2014; 7:281-294.

Rooijens P.P.G.M, Tordoir J.H.M, Stijnen T et al. Fístula arteriovenosa radiocefálica do pulso para hemodiálise: Meta-análise indica uma elevada taxa de insucesso primário. Eur J Vasc Endovasc Surg 2004; 28: 583-589.

Twine CP, Haidermota M, Woolgar JD, Gibbons CP, Davies CG. Um sistema de pontuação (DISTAL) para prever o fracasso das fístulas arteriovenosas de rapé. Eur J Vasc Surg 2012; 44:88-91.

Ferring M, Henderson J, Wilmink A, Smith S. Ultrassom vascular para a avaliação pré-operatória antes da formação de fístula arteriovenosa para hemodiálise: revisão das evidências. Nephrol Dial Transplant 2008; 23:1809-1815.

Ashraf T, Panhwar Z, Habib S, Memon MA, Shamsi F, Arif J. Tamanho da artéria radial e ulnar na população local. J Pak Med Assoc 2010; 60:817-819.

Matoussevitch V, Konner K, Gawenda M et al. Uma abordagem modificada da técnica de proximalização do influxo arterial para isquémia da mão em doentes com veias basílicas e cefálicas maduras. Eur J Vasc Surg 2014; 48:472-476.

Leaf DA, MacRae HS, Grant E, Kraut J. Isometric exercise increases the size of forearm veins in patients with chronic renal failure. Am J Med Sci 2003; 325:115-119.

Asif A, Roy-Chaudhury P, Beathard GA. Early arteriovenous fistula failure: a logical proposal for when and how to intervence. Clin J Am Soc Nephrol 2006; 1:332-339.

Beathard GA. Um algoritmo para o exame físico da falha precoce da fístula. Semin Dial2005; 18:331.

Woo K, Goldman DP, Romley JA. Falha precoce do acesso à diálise entre os idosos em a era da fístula primeiro. Clin J Am Soc Nephrol 2015; 10:1791-1798.

Beathard GA. Estratégia para maximizar o uso de fístulas arteriovenosas. Semin Dial 2000; 13:291-296.

Roy-Chaudhury P, Kruska L. Direcções futuras para o acesso vascular para hemodiálise. SeminDial 2015;28:35-40.

Rushing J. Care for a patient's vascular access for haemodialysis (Cuidados com o acesso vascular de um doente para hemodiálise). Nurs Manage 2010; 41:47.

Kheda MF, Brenner LE, Patel MJ et al. Influência da elasticidade arterial e da dilatação dos vasos na maturação da fístula arteriovenosa: um estudo de coorte prospetivo. Nephrol Dial Transplant2010; 25:525-531.

Ku YM, Kim YO, Kim JI et al. Medição ultra-sonográfica da espessura da íntima-média da artéria radial em doentes uraémicos em pré-diálise: comparação com exame histológico. Nephrol Dial Transplant 2006; 21:715-20.

Rodrigues LT, Pengloan J, Rodrigue H et al. Tratamento de fístulas arteriovenosas nativas falhadas para hemodiálise por radiologia de intervenção. Kidney Int 2000; 57:1124-1140.

Kavurma MM, Bhindi R, Lowe HC, Chesterman C, Khachigian LM. Vessel wall apoptosis and atherosclerotic plaque instability (Apoptose da parede do vaso e instabilidade da placa aterosclerótica). J Thromb Haemost 2005; 3:465-472.

Ducasse E, Giannakakis K, Chevalier J et al. Apoptose desregulada em veias varicosas primárias. Eur J Vasc Endovasc Surg 2005; 29:316-323.

Lim CS, Davies AH. Patogénese das veias varicosas primárias. Br J Surg 2009; 96:12311242.

Raffetto JD, Khalil RA. Mecanismos de formação das veias varicosas: disfunção valvular e dilatação da parede. Flebologia 2008; 23:85-98.

Valen G. A biologia básica da apoptose e as suas implicações na função e viabilidade cardíacas. Ann Thorac Surg 2003; 75:656-60.

Ascher E, Jacob T, HmgoramA et al. Morte celular programada (apoptose) e o seu papel na patogénese das varizes das extremidades inferiores. Ann Vasc Surg 2000; 14:24-30.

Ducasse E, Fleurisse L, Vernier G, Speziale F, Fiorani P, Puppinck P, Creusy C. Interposition vein cuff and intimal hyperplasia: an experimental study. Eur J Vasc

Endovasc Surg 2004; 27:617-621.

Wong Pn, Fung TT, Mak SK et al. Infeção pelo vírus da hepatite B em doentes em diálise. J Gastroenterol Hepatol 2005; 20:1641-1651.

Planken NR, Kenter HX, Kessel GA, Hocks PA, Leiner T, Tordoir J. Alterações da área da secção transversal da veia cefálica do antebraço em pressões de congestão incrementais: Rumo a um protocolo de mapeamento de veias padronizado e reprodutível. J Vasc Surg 2006; 44:353-358.

Van der Veer S, Ravani P, Coentrão L, Fluck R, Kleophas W, Labnola L. Barreiras à adoção de uma política de fístula em primeiro lugar na Europa: um inquérito internacional entre peritos nacionais. J VascAccess 2015;16:113-119.

Deblois D, Tea BS, Beaudry D, Hamet P. Regulação da apoptose terapêutica: um alvo potencial no controlo da lesão de órgãos hipertensos. Can J Physiol Pharmacol 2005; 83:2941.

Haunstetter A, Izumob S. Perspectivas futuras e potenciais implicações da apoptose dos miócitos cardíacos. Cardiovasc Res 2000; 45:795-801.

Kockx MM, Cambier BA, Bortier HE et al. Replicação de células de espuma e apoptose de células musculares lisas em enxertos de veia safena humana. Histopathol 1994; 25:365-371.

Ascher E, Jacob T, Hingorani A, Tsemekhin B, Gunduz Y. Expressão de mediadores moleculares da apoptose e o seu papel na patogénese das veias varicosas dos membros inferiores. J Vasc Surg 2001; 33:1080-1086.

Hammond EM, Giaccia AJ. The role of p53 in hypoxia-induced apoptosis. Biochem Biophys Res Commun 2005; 331:718-725.

Jacob T, Hingorani A, Ascher E. Overexpression of transforming growth-fator-beta 1 correlates with increased synthesis of nitric oxide synthase in varicose veins. J Vasc Surg 2005;41:523-530.

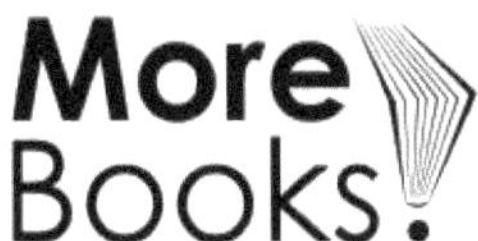

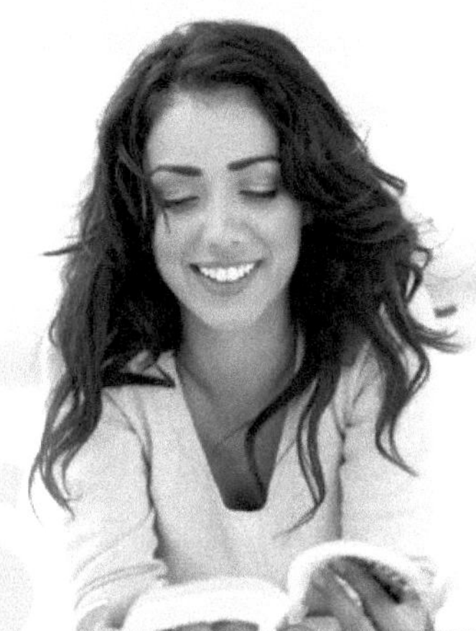

I want morebooks!

Buy your books fast and straightforward online - at one of world's fastest growing online book stores! Environmentally sound due to Print-on-Demand technologies.

Buy your books online at
www.morebooks.shop

Compre os seus livros mais rápido e diretamente na internet, em uma das livrarias on-line com o maior crescimento no mundo! Produção que protege o meio ambiente através das tecnologias de impressão sob demanda.

Compre os seus livros on-line em
www.morebooks.shop

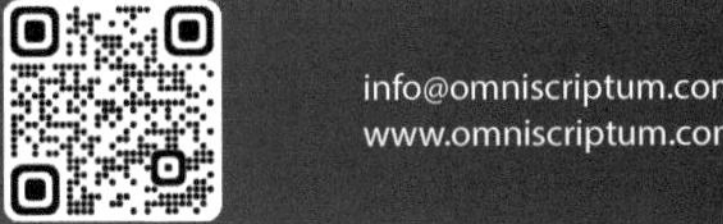

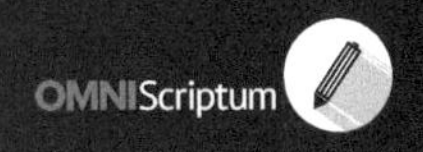

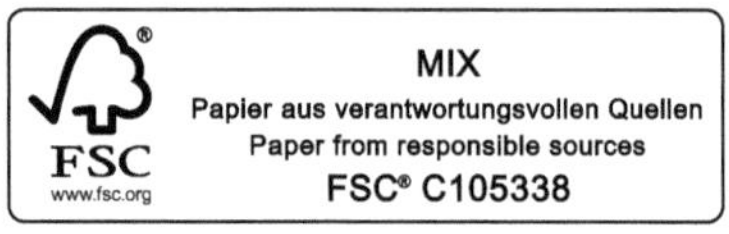

Printed by Books on Demand GmbH, Norderstedt / Germany